★ "十四五"河南重点出版物

高等医学教育影像专业规划教材

CT检查技术实训与考核

主 编 崔军胜 刘红霞

郑州大学出版社

图书在版编目(CIP)数据

CT 检查技术实训与考核 / 崔军胜，刘红霞主编. — 郑州 ：郑州大学出版社，2022.9

高等医学教育影像专业规划教材

ISBN 978-7-5645-8728-4

Ⅰ. ①C… Ⅱ. ①崔… ②刘… Ⅲ. ①计算机 X 线扫描体层摄影 - 诊断学 - 医学院校 - 教学参考资料 Ⅳ. ①R814.42

中国版本图书馆 CIP 数据核字(2022)第 087059 号

CT 检查技术实训与考核

CT JIANCHA JISHU SHIXUN YU KAOHE

选题总策划	苗 萱		封面设计	胡晓晨
助理策划	张 楠		版式设计	凌 青
责任编辑	刘 莉		责任监制	凌 青 李瑞卿
责任校对	张 楠			

出版发行	郑州大学出版社		地 址	郑州市大学路 40 号(450052)
出版人	孙保营		网 址	http://www.zzup.cn
经 销	全国新华书店		发行电话	0371-66966070
印 刷	河南文华印务有限公司			
开 本	787 mm×1 092 mm 1 / 16			
印 张	8		字 数	192 千字
版 次	2022 年 9 月第 1 版		印 次	2022 年 9 月第 1 次印刷

书 号	ISBN 978-7-5645-8728-4		定 价	39.00 元

编审委员会

顾　问

李　萌　教育部高等学校高职高专相关医学类专业教学指导委员会

周进祝　全国高等职业教育医学影像技术及放射治疗技术专业教育教材建设评审委员会

蒋烈夫　河南省卫生职业教育医学影像技术学组

主任委员

范　真　南阳医学高等专科学校

副主任委员（以姓氏笔画为序）

于立玲　山东医学高等专科学校

冯　华　咸阳职业技术学院

刘红霞　安阳职业技术学院

刘林祥　山东第一医科大学（山东省医学科学院）

刘荣志　南阳医学高等专科学校

张松峰　商丘医学高等专科学校

易慧智　信阳职业技术学院

郑艳芬　内蒙古科技大学包头医学院第二附属医院

高剑波　郑州大学第一附属医院

陶　春　内蒙古民族大学

程敬亮　郑州大学第一附属医院

委　　员（以姓氏笔画为序）

于立玲　山东医学高等专科学校

丰新胜　山东医学高等专科学校

王　帅　南阳医学高等专科学校

王向华　周口职业技术学院

王毅迪　南阳医学高等专科学校第一附属医院

左晓利　安阳职业技术学院

石继飞　内蒙古科技大学包头医学院

冯　华　咸阳职业技术学院

向　军　毕节医学高等专科学校

刘红霞　安阳职业技术学院

刘林祥　山东第一医科大学(山东省医学科学院)

刘宝治　内蒙古民族大学附属医院

刘荣志　南阳医学高等专科学校

刘媛媛　咸阳职业技术学院

李　拓　南阳医学高等专科学校第一附属医院

李　臻　郑州大学第一附属医院

李胤桦　郑州大学第一附属医院

郑艳芬　内蒙古科技大学包头医学院第二附属医院

陶　春　内蒙古民族大学

曹允希　山东第一医科大学(山东省医学科学院)

崔军胜　南阳医学高等专科学校

蒋　蕾　南阳医学高等专科学校

樊　冰　南阳医学高等专科学校

编委名单

主　编

> 崔军胜　刘红霞

副主编

> 池盟盟　徐　赞　王雅玮

编　委（以姓氏笔画为序）

> 王英林　鄂尔多斯应用技术学院
>
> 王雅玮　潍坊护理职业学院
>
> 刘　铭　安阳市第三人民医院
>
> 刘红霞　安阳职业技术学院
>
> 池盟盟　南阳市中心医院
>
> 李　杨　南阳医学高等专科学校
>
> 张　琪　周口职业技术学院
>
> 张艺帆　周口职业技术学院
>
> 张红艳　安阳职业技术学院
>
> 赵　蕾　山东医学高等专科学校
>
> 徐　赞　安阳职业技术学院
>
> 崔军胜　南阳医学高等专科学校

编写说明

    "高等医学教育影像专业规划教材"原丛书名为"医学影像实训与考核"。本套丛书是为了贯彻落实国家高等职业教育教学改革精神,响应临床岗位对医学影像技术专业人才的需求,满足高等教育医学影像技术专业人才培养目标和职业能力要求,进一步规范教材建设,不断提升人才培养水平和教育教学质量而组织编写的。

    该丛书的编写会由郑州大学出版社主办、有关参编单位承办,已成功举办三届。第一届于2013年12月由南阳医学高等专科学校承办召开;第二届于2017年7月由内蒙古科技大学包头医学院承办召开;第三届于2021年3月由安阳职业技术学院承办召开。编写会为各院校医学影像专业参编教师提供了相互交流的平台,也为本轮教材的编写奠定了良好的基础。

    在第三届编写会上,全体编写人员及相关领域的专家一起学习和研读教育部颁发的《医学影像技术专业教学标准》,对医学影像类教材内容的衔接和各实验实训内容统一等问题进行了充分的研讨。本次编写会不仅决定继续完善各类实训类教材并延续其特色,还决定创新编写适合医学影像技术专业学生学习的理论课教材,为医学影像技术专业的教学与实践提供范本。

    在本套丛书的编写过程中,一是注重综合医学影像技术专业基本理论和必备知识的应用,突出医学影像技术临床岗位技能的训练,用于医学影像技术专业学生平时的实验实训课及进入临床医院实习前的综合实训操作,力争达到培养医学影像技术专业学生熟练应用技能的目标,缩短学生进入临床岗位的适应期。二是加强了知识和技能课后练习的内容,提炼总结学习要点,为学生"以练促学"提供了评价、评估标准和丰富的题库,方便学生的学习和自测、自评。

    本套丛书的大多数编者是来自全国各地本科及高职高专院校医学影像领域教学和临床一线的专家,他们有着丰富的教学和实践经验,特别注重突出应用性与实践性,并关注技术发展带来的学习内容与方式的变化,以适应本科及高职高专层次"三个特定"(培养目标、学制、学时)的需要,并为教学实践中的实训与考核提供参考。

最后,考虑到该丛书已从最初的实训教材扩展到理论课教材,因此将丛书名由"医学影像实训与考核"更名为"高等医学教育影像专业规划教材"。

本套丛书包含的理论教材有《临床医学概论》《诊断学基础》《医学影像解剖学》《医学影像物理学》《简明传染病影像学》《医学影像设备工作手册》《医学影像图像的三维建模》。包含的实训类教材有《医学影像诊断实训与考核》(第3版)、《医学影像设备实训与考核》(第3版)、《医学影像检查技术实训与考核》(第2版)、《医学影像成像原理及放射防护实训与考核》、《超声医学实训与考核》、《超声检查技术实训与考核》、《X射线检查技术实训与考核》、《CT检查技术实训与考核》、《MRI检查技术实训与考核》、《介入诊疗技术实训与考核》、《影像医学实训教程》。

本套丛书为"十四五"河南重点出版物出版规划项目。其中《医学影像检查技术实训与考核》已经获河南省教育科学研究优秀成果奖;《超声检查技术实训与考核》获批"十四五"首批职业教育河南省规划教材。

教育部高等学校高职高专相关医学类专业教学指导委员会
医学影像技术专业分委会
李萌
2022年2月

为贯彻落实《国家职业教育改革实施方案》精神,进一步完善职业教育标准体系,教育部职业教育与成人教育司启动了组织制定"高等职业学校专业实训教学条件建设标准"项目工作。2020 年7 月,《高等职业学校医学影像技术专业实训教学条件建设标准》完成编写。《CT 检查技术实训与考核》在编写中严格遵照上述国家标准,对接各级医院 CT 技师岗位,以国家卫生健康委员会"十三五"规划教材《CT 检查技术》为蓝本而编写实训项目。

本教材分三部分,第一部分为概论。第二部分为实训项目,包括 6 个实训项目,15 项实训任务,基本涵盖了头面部、颈部、胸部、腹部和盆腔、脊椎和骨关节等的 CT 检查项目。教材编排上注意知识展示的图文并茂。第三部分为综合技能实训考核,有 4 个综合实训项目,均以考核标准为主。本教材既适合高等职业学校医学影像技术专业学生使用,也可作为在职专业技术人员的培训教材。

本书的编写人员本着认真负责、严谨求实的科学态度,在反复交流、修订的基础上,完成编写工作;同时本教材的编写也得到了各参编单位的大力支持,在此一并表示感谢。

由于编者水平有限,书中可能存在不妥之处,恳请读者给予指正。

目录

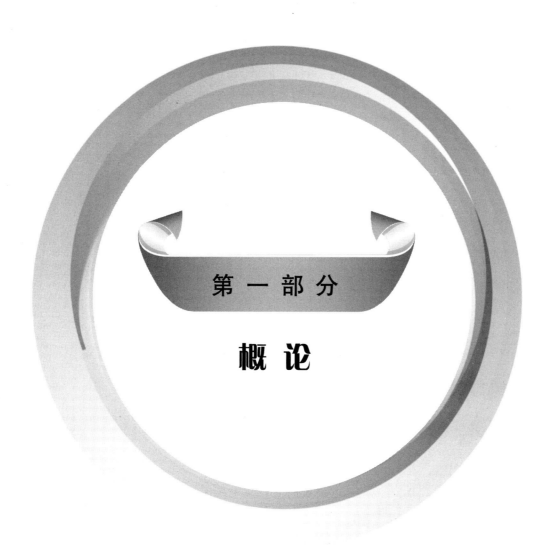

第 一 部 分

概 论

自 1972 年计算机体层摄影(computed tomography, CT)问世以来,X 射线的临床应用得到了很大的扩展。X 射线平片检查不能观察的人体细微结构,CT 检查却能很好地观察。CT 以其较高的时间分辨率、密度分辨率和空间分辨率在各种影像学检查手段中占据着重要地位。近年来,随着计算机技术、软件技术的飞速发展,CT 的更新换代越来越快,已成为医疗工作中不可或缺的重要影像设备。

1972 年 4 月,豪斯菲尔德和安普鲁斯在英国放射学研究院年会上宣读了关于 CT 的第一篇论文,宣告了 CT 的诞生。同年 10 月,他们在北美放射学会(Radiological Society of North America, RSNA)年会上向全世界展示了这一放射史上划时代的发明。1974 年全身 CT 问世,CT 检查由头颅扩展到全身各部位的检查。

1989 年,在 CT 传统旋转扫描的基础上,人们采用滑环技术和连续进床技术,实现了螺旋扫描。1998 年多层螺旋 CT(multi-slice spiral CT, MSCT)问世,大大提高了扫描速度。2002 年,人们推出了 16 排探测器螺旋 CT。2004 年 64 排螺旋 CT 的问世,开创了容积数据成像的新时代,其扫描时间更短,覆盖范围更广,使 CT 全身血管成像成为可能。

2005 年,双源螺旋 CT(dual-source spiral CT, DSCT)技术的开发,标志着"后 64 排 CT 时代"的到来,发展方向出现了不同的分支。2007 年,320 排探测器 CT 应用于临床,每个探测器单元 0.5 mm,Z 轴宽度达到了 160 mm,具备不移动检查床扫描成年人心脏或大脑的能力。同期的 CT 技术具备了动态容积扫描的能力,心脏冠状动脉成像功能大大提高。

2008 年,宝石(gemstone)材料探测器应用于 CT,通过 X 射线管电压(80 kV 和 140 kV)的瞬间切换可以产生 101 个单能级 CT 影像,其能谱技术在增强组织对比度、去除金属伪影等临床应用上有一定的临床价值。其间,CT 灌注成像技术的开发,是 CT 技术由单一的形态学诊断技术向功能性影像诊断技术发展的重要标志。

目前在影像检查技术中,普通放射学检查(X 射线)因其图像重叠、清晰度较低等问题已处于逐步压缩的状态,磁共振成像也受到诸多限制,如扫描速度较慢、金属物品不能进入磁场、被检者有幽闭恐惧症等,导致部分被检者无法进行磁共振检查。但随着扫描速度的不断提高,低剂量扫描技术的不断完善,CT 应用范围将越来越广泛。

从非螺旋扫描到单层螺旋扫描,再发展为多层螺旋扫描,现在又出现双源螺旋 CT 和能谱 CT,技术的发展使 CT 的应用前景更加广阔。随着 CT 扫描技术的发展,CT 的后处理功能更加强大,可做多重算法的图像重建,图像重组模式更加丰富灵活,使病变和解剖结构显示得更直观、清楚,对病灶的定位和定性更准确。多层螺旋 CT 的应用,为运动器官的成像提供了很好的基础;在短时间内能完成整个器官(或大部分)扫描,对器官形态、功能的评价更具有优势。因此 CT 在临床医疗工作中将发挥越来越重要的作用。

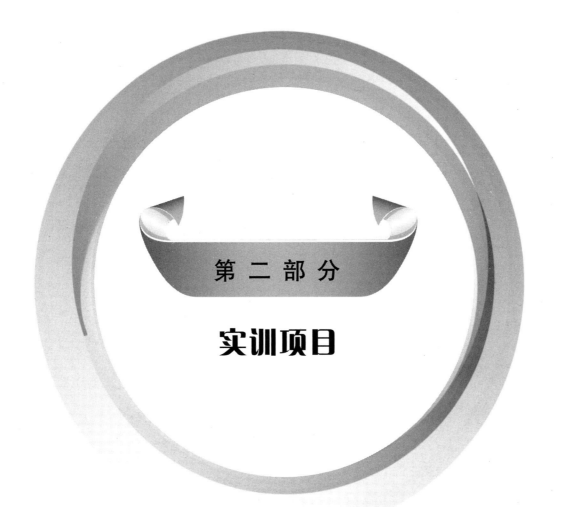

第 二 部 分

实训项目

▶ 实训项目一

头面部CT扫描

实训任务一 颅脑CT扫描

【知识目标】

1. 熟悉CT设备构造。

2. 掌握CT体层扫描基本原理和颅脑断层影像解剖。

3. 了解颅脑常见疾病CT影像学表现,能准确辨认颅脑CT各组织断层影像。

【能力目标】

1. 掌握CT机的基本操作程序及操作注意事项。掌握颅脑CT平扫和常规增强扫描的体位、操作要点和基本操作技能。

2. 熟悉基本的CT图像重建及重组技术。

【素质目标】

1. 掌握系统、规范的操作标准,爱护仪器、设备。

2. 培养严谨认真的工作作风和良好的工作习惯。

3. 培养良好的医德医风和团队协作精神。

4. 培养学生用实事求是的科学态度观察、分析和解决问题的能力;用理论联系实践的方法学习后续课程。

【实训目的】

通过本次实训,学生能掌握CT机基本操作规程、图像处理方法和注意事项,能进行颅脑CT平扫和常规增强扫描的基本操作。

【实训原理】

1. 原理 CT是用X射线束(高度准直)对人体检查部位一定厚度的层面进行扫描,

由探测器接收、测定透过该层面的 X 射线量,转变为可见光后,由光电转换器转变为电信号,再经模/数转换器转为数字信号,输入计算机处理,得到该层面各单位容积(体素)的 X 射线吸收值,后经数/模转换器转换成 CT 图像;再摄于图像胶片或以数字信号存储于其他介质并实现远程数字传输,以备教学、科研、会诊等之用。

2. 平扫　平扫是指不用造影剂增强组织密度差别所进行的扫描。颅脑 CT 平扫常规采用横断面扫描。

3. 增强扫描　增强扫描常指经静脉注射含碘造影剂的扫描。造影剂进入体内后在各部位的数量和分布,常依血运多少和病变内部结构(主要为血管结构)的特点呈现一定的密度和(或)形态差异,增加了病变组织与周围组织的对比分辨率。依据病变组织强化特点,提高 CT 对颅脑疾病的诊断准确率。

【实训设备】

CT 机(或仿真 CT、CT 虚拟操作软件);高压注射器;激光相机;激光胶片;影像归档和通信系统(PACS 系统);观片灯。

【实训步骤】

(一)颅脑 CT 平扫设备的准备

1. 开机　打开总电源开关、稳压电源开关、CT 控制台电源开关,观察电压值。

2. 设备自检　注意自检过程异常提示,要求认真记录,以便调整。

3. 球管加温　目的主要是使一段时间不使用、冷却的球管逐渐升温,避免过冷和突然过热的情况出现,以起到保护球管的作用。该训练程序由于 CT 机生产厂商和 CT 机型号的差别有所不同。

4. 空气校准　认真记录异常提示,以便调整。

(二)被检者准备

1. 热情接待被检者;认真阅读 CT 检查申请单;核对被检者信息(如姓名、性别、年龄、病史、检查部位等);明确检查目的和要求。

2. 认真耐心做好解释工作,态度和蔼,做好医患沟通,以消除被检者的紧张心理,取得被检者最佳合作。

3. 做 CT 检查的被检者检查前应更衣,换 CT 室专用鞋,避免将灰尘带入 CT 室而影响机器的正常运行。陪伴被检者进入 CT 室的家属亦应换鞋。检查前,应对 CT 室内的被检者及其家属做好相应的防护准备,尽量减少辐射损害。

4. 去除头部检查部位的高密度类或金属(饰)物品,如发卡、耳环、金属类活动性义齿(假牙)等,尽量减少射线硬化伪影的产生。

5. 对增强扫描者,按造影剂使用要求进行增强造影检查前的必要沟通并做好知情同意书签字记录后,再进行过敏试验并备好急救药品、物品;合理选择高压注射器械和穿刺针及注射部位,确定合适的注射总量及注射速率。过敏试验方法:依据所用造影剂类型,抽 1 mL 相应的造影剂,静脉注射,观察 15 min 有无过敏反应,阴性者方可做增强扫描。

6. 对婴幼儿、外伤、意识不清及躁动不安的被检者,可根据情况给予镇静剂或麻醉药及必要的肢体固定,以减少运动伪影和确保扫描层面的准确性,保证获得的图像符合诊

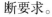

断要求。

(三)检查方法及扫描参数

1. 颅脑 CT 平扫(横断面扫描)

(1)输入被检者信息及检查部位和扫描程序,如被检者姓名、ID 编号、性别、年龄、部位等。

(2)横断面扫描体位:被检者取仰卧位,下颌内收,头部正中矢状面与扫描床平面垂直并与床面长轴中线重合,使两侧听眦线(眼外眦与外耳孔的连线)所在平面垂直于床面,两外耳孔与床面等距。如果听眦线不能垂直于床面,扫描机架可向后或向前倾斜一定角度,使机架扫描平面与听眦线平行(具有多平面重组功能 MSCT 机除外)。

(3)扫描定位:(利用机器所带的定位标志线定位,不同机器标志线略有差别)水平定位线过被检者外耳孔平行于听眦线;矢状定位线与被检者正中矢状面重合;上定位线过头顶。

(4)依据检查要求选择扫描程序:①摄取颅脑正(或侧)位定位片。②定扫描定位基准线:听眦线。③预定扫描范围:听眦线平面连续向上至颅顶。④扫描方式:横断面(轴位)连续平扫(单层扫描或连续螺旋扫描)。⑤扫描层厚:5 ~ 10 mm(MSCT 更薄)。⑥扫描层距:5 ~ 10 mm(MSCT 更薄)。⑦病灶较小时,可根据具体情况采用更薄层厚扫描或加扫或补扫。

(5)扫描参数:主要包括层厚、层距、管电压、管电流、重建算法、显示野(FOV)。根据 CT 机型内预设定或重新修改参数。

2. 颅脑 CT 增强扫描

(1)检查前详细阅读 CT 检查申请单,或参考前期 CT 检查,明确检查目的。

(2)耐心做好说明、解释工作,取得被检者的合作和配合。

(3)备好防止过敏反应发生的急救药品及相关抢救物品,并检查器材是否完好。

(4)连接好高压注射装置,预先设定注射造影剂各项参数(总量、注射速率、压力、时间)。

(5)常规造影剂碘含量为 300 ~ 370 mg/mL,造影剂总量为 50 ~ 70 mL,注射速率为 2.0 ~ 3.5 mL/s。

(6)设定增强扫描程序:依据造影剂通过靶器官、组织预计时间窗设定扫描时间和扫描不同时期的间隔时间及扫描方式(多采用螺旋扫描),扫描体位摆放与平扫相同。

(7)颅脑扫描时间:启动机器,预备在注射造影剂后 12 ~ 25 s 做动脉期扫描,40 ~ 60 s 做静脉期扫描。

3. 开始扫描　按照预先定位,开始对靶部位进行设计性扫描,必要时增加延迟扫描。

4. 扫描结束　观察图像达到诊断要求后,从机架内退出被检者,被检者安全离开检查室。

5. 图像后处理及存储

(1)依顺序和要求摄取定位像、平扫或平扫+增强扫描图像及重建图像。

(2)重建算法:使用标准算法,或按临床要求使用其他重建算法(图 2-1-1)。

(3)平扫窗宽、窗位:脑窗窗宽 80 ~ 100 Hu,窗位 35 ~ 40 Hu(图 2-1-2)。

（4）颅脑外伤、颅骨病变需用骨重建法重建图像，骨窗窗宽 1000 ~ 1500 Hu，窗位 250 ~ 350 Hu(图 2-1-3)。

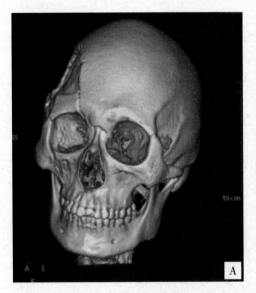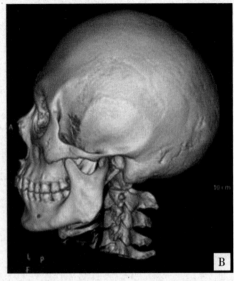

A. 正位片; B. 侧位片。

图 2-1-1　颅骨 CT 重建片

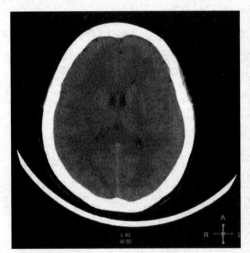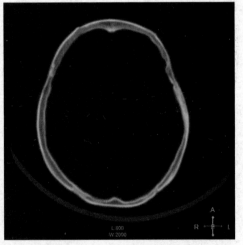

图 2-1-2　颅脑 CT 脑窗　　　　　　　　　图 2-1-3　颅脑 CT 骨窗

（5）将扫描图像传输至 PACS 系统存储。

（6）如需照片，将图像按诊断要求进行测量、标注后，按设备程序进行排版，调整好图片大小及位置，点击"照片"按键把编排好的图像传输至照片设备，完成图像摄片，打印出片。

6. 记录　将各种扫描技术参数记录在表 2-1-1。

表 2-1-1　实训记录表

扫描部位	扫描范围	扫描方式	扫描参数	扫描层/mm	脑窗/Hu	骨窗/Hu
				层厚：	窗宽：	窗宽：
					窗位：	窗位：
				层距：	重建算法：	重建算法：

【实训讨论】

1. 颅脑 CT 横断面扫描和冠状面扫描在操作技术上有何区别？
2. 临床上哪些常见颅脑疾病需要做增强扫描？

【练习题】

(一)简答题

1. 为控制部分容积效应，应采取哪种操作技术？
2. 颅脑 CT 增强扫描的技术要点及注意事项是什么？

(二)单项选择题

1. 颅脑 CT 螺旋扫描的基线是(　　)
　　A. 听眶线　　　　　　B 听眉线　　　　　　C. 听眦线
　　D. 听鼻线　　　　　　E. 瞳间线

2. 颅脑螺旋 CT 扫描颅底层面层厚是(　　)
　　A. 0.5～1.0 mm　　　　B. 1.0～3.0 mm　　　　C. 3.0～5.0 mm
　　D. 5.0～8.0 mm　　　　E. 8.0～10.0 mm

3. 颅脑常规螺旋 CT 扫描颅底以上层面层厚是(　　)
　　A. 0.5～1.0 mm　　　　B. 1.0～3.0 mm　　　　C. 3.0～5.0 mm
　　D. 5.0～8.0 mm　　　　E. 5.0～10.0 mm

4. 颅脑常规多层螺旋 CT 扫描采集层厚是(　　)
　　A. 0.5～1.0 mm　　　　B. 1.0～3.0 mm　　　　D. 3.0～5.0 mm
　　C. 5.0～8.0 mm　　　　E. 8.0～10.0 mm

5. 颅脑常规螺旋扫描单/双层 CT 准直宽度是(　　)
　　A. 0.5～1.0 mm　　　　B. 1.0～3.0 mm　　　　C. 3.0～5.0 mm
　　D. 5.0～8.0 mm　　　　E. 8.0～10.0 mm

6. 颅脑常规 CT 增强扫描的碘造影剂用量是(　　)
　　A. 0.5～1.0 mg/kg　　　B. 1.0～1.5 mg/kg　　　C. 1.5～2.0 mg/kg
　　D. 1.5～3.0 mg/kg　　　E. 3.0～3.5 mg/kg

7. 关于 CT 脑灌注扫描后处理，下列描述错误的是(　　)
　　A. 校正位置
　　B. 调节阈值，去除空气及骨的影响

C. 任意较大动脉做输入动脉

D. 矢状窦做输出静脉

E. 兴趣区避开较大的血管

8. 关于常规颅脑 CT 平扫及增强扫描后处理,下列描述错误的是(　　)

    A. 利用薄层源图像行多平面重组

    B. 重组范围以病变或脑干为中心

    C. 重组层厚 5 mm,重组间距 10 mm

    D. 冠状面重组与脑干平行

    E. 矢状面重组与人体正中矢状面平行

9. 关于颅脑 CT 血管成像后处理,下列描述错误的是(　　)

    A. 主要运用最大密度投影(MIP)和容积再现(VR)进行显示

    B. 颅底段颈内动脉,要用去骨方法加以显示

    C. 动脉瘤以 VR 后处理为主

    D. 血管畸形以 MIP 后处理为主

    E. 了解肿瘤与血管关系时,以 VR 后处理为主

10. 某被检者颅脑 CT 平扫发现颅内囊性病灶,为鉴别液体与脂肪成分,最佳窗宽、窗位是(　　)

    A. 窗宽 60～70 Hu,窗位 40～45 Hu

    B. 窗宽 70～80 Hu,窗位 35～30 Hu

    C. 窗宽 100～120 Hu,窗位–10～10 Hu

    D. 窗宽 100～120 Hu,窗位 40～50 Hu

    E. 窗宽 300 Hu,窗位 40 Hu

11. 某被检者颅脑 CT 平扫发现少量硬脑膜下血肿,为增加图像层次,便于观察血肿,最适窗宽、窗位是(　　)

    A. 窗宽 60～70 Hu,窗位 40～45 Hu

    B. 窗宽 70～80 Hu,窗位 35～30 Hu

    C. 窗宽 100～120 Hu,窗位–10～10 Hu

    D. 窗宽 100～120 Hu,窗位 40～50 Hu

    E. 窗宽 300 Hu,窗位 40 Hu

答案:1. C　2. C　3. E　4. A　5. C　6. C　7. C　8. C　9. E　10. C　11. D

实训任务二　颞部 CT 扫描

【知识目标】

1. 熟悉颞部 CT 扫描流程。

2. 掌握 CT 体层扫描基本原理和颅部断层影像解剖。

3. 了解颅部常见疾病 CT 影像学表现,能准确辨认颅部 CT 各组织断层影像。

【能力目标】

1. 掌握 CT 机的基本操作程序及操作注意事项。掌握颅部 CT 平扫和常规增强扫描的体位、操作要点和基本操作技能。

2. 熟悉基本的 CT 图像重建及重组技术。

【素质目标】

1. 掌握系统、规范的操作标准,爱护仪器、设备。

2. 培养严谨认真的工作作风和良好的工作习惯。

3. 培养良好的医德医风和团队协作精神。

4. 培养学生用实事求是的科学态度观察、分析和解决问题的能力;用理论联系实践的方法学习后续课程。

【实训目的】

通过本次实训,学生能掌握 CT 机基本操作规程、图像处理方法和注意事项,能进行颅部 CT 平扫和常规增强扫描的基本操作。

【实训原理】

1. 原理 CT 是用 X 射线束(高度准直)对人体检查部位一定厚度的层面进行扫描,由探测器接收、测定透过该层面的 X 射线量,转变为可见光后,由光电转换器转变为电信号,再经模/数转换器转为数字信号,输入计算机处理,得到该层面各单位容积(体素)的 X 射线吸收值,后经数/模转换器转换成 CT 图像;再摄于图像胶片或以数字信号存储于其他介质并实现远程数字传输,以备教学、科研、会诊等之用。

2. 平扫 平扫是指不用造影剂增强组织密度差别所进行的扫描。颅部 CT 平扫常规采用螺旋横断面扫描。

3. 增强扫描 增强扫描常指经静脉注射含碘造影剂的扫描。造影剂进入体内后在各部位的数量和分布,常依血运多少和病变内部结构(主要为血管结构)的特点呈现一定的密度和(或)形态差异,增加了病变组织与周围组织的对比分辨率。依据病变组织强化特点,提高 CT 对颅部疾病的诊断准确率。

注意:颅部增强扫描常规采用非离子型造影剂,如果使用离子型造影剂,需要做碘过敏试验,阴性者方可使用。

【实训设备】

CT 机(或仿真 CT、CT 虚拟操作软件);高压注射器;激光相机;激光胶片;PACS 系统;观片灯、CT 检查体模、个人放射防护用品等。

【实训步骤】

(一)颅部 CT 平扫设备的准备

CT 设备的正常运转是 CT 检查最终成像质量得以保证的前提条件。每次开机前认真检查设备的完整性,观察环境温度、湿度、稳压电源工作状态,并按照规程完成如下操作。

1. 开机　打开总电源开关、稳压电源开关、CT 控制台电源开关,观察电压值。

2. 设备自检　注意自检过程异常提示,要求认真记录,以便调整。

3. 球管加温　目的主要是使一段时间不使用、冷却的球管逐渐升温,避免过冷和突然过热的情况出现,以起到保护球管的作用。该训练程序由于 CT 机生产厂商和 CT 机型号的差别有所不同。

4. CT 值校准　CT 成像的整个过程是一系列的、多部件参与的过程。成像中的主要部件(如探测器)由于存在扫描参数和余辉时间的差异,需要校准。校准是对电器设备由于环境的变化在扫描时引起的误差所进行的修正,又称为"零点漂移校正"。认真记录异常提示,以便调整。

（二）被检者准备

1. 热情接待被检者;认真阅读 CT 检查申请单;核对被检者信息(如姓名、性别、年龄、病史、检查部位等);明确检查目的和要求。

2. 认真耐心做好解释工作,态度和蔼,做好医患沟通,以消除被检者的紧张心理,取得被检者最佳合作。

3. 做 CT 检查的被检者检查前应更衣,换 CT 室专用鞋,避免将灰尘带入 CT 室而影响机器的正常运行。陪伴被检者进入 CT 室的家属亦应换鞋。检查前,应对 CT 室内的被检者及其家属做好相应的防护准备,尽量减少辐射损害。

4. 去除头部检查部位的高密度类或金属(饰)物品,如发卡、耳环、金属类活动性义齿(假牙)等,尽量减少射线硬化伪影的产生。

5. 对增强扫描者,按造影剂使用要求进行增强造影检查前的必要沟通并做好知情同意书签字记录后,再进行过敏试验并备好急救药品、物品;合理选择高压注射器械和穿刺针及注射部位,确定合适的注射总量及注射速率。过敏试验方法:依据所用造影剂类型,抽 1 mL 相应的造影剂,静脉注射,观察 15 min 有无过敏反应,阴性者方可做增强扫描。

6. 对婴幼儿、外伤、意识不清及躁动不安的被检者,可根据情况给予镇静剂或麻醉药及必要的肢体固定,以减少运动伪影和确保扫描层面的准确性,保证获得的图像符合诊断要求。

7. 在扫描过程中被检者的体位须保持不动,确保检查部位的固定,这是减少运动伪影的有效措施。

（三）检查方法及扫描参数

1. 颞部 CT 平扫(横断面扫描)

(1)输入被检者信息及检查部位和扫描程序,如被检者姓名、ID 编号、性别、年龄、部位等。

(2)模断面扫描体位:被检者取仰卧位,头部放置于头架上,下颌内收,两外耳孔与台面等距。

(3)扫描定位:常规采用螺旋横断面扫描,先扫描获得颅脑侧位定位像,在定位扫描层面平行于外耳道与眶下缘的连线,扫描范围从颞骨岩部至乳突尖;冠状面扫描,被检者头先进,头尽量后仰或顶颏位,并使听眶线与床面平行,保持两外耳孔与床面等距,正中

14

矢状面与床面中线重合,应有效地固定头部不动。

(4)依据检查要求选择扫描程序:①摄取颅脑侧位颞部定位像(图2-1-4)。②定扫描定位基准线。③预定扫描范围:从颞骨岩部至乳突尖连续扫描。④扫描方式:横断面连续平扫(单层扫描或连续螺旋扫描)。⑤扫描层厚为2 mm,扫描层距为2 mm。病灶较小时,可根据具体情况采用更薄层厚扫描或加扫或补扫。

(5)扫描参数:主要包括层厚、层距、管电压、管电流、重建算法、显示野(FOV)等。根据CT机型内预设定或重新修改参数。内耳采取高分辨率骨算法扫描后,可选软组织算法再次重建图像。

(6)重建参数:重建层厚≤1.25 mm,重建间距≤1.25 mm。FOV为120~180 mm,双侧分别单独重建。算法:常规骨算法与软组织算法重建,必要时重建冠状面或矢状面。

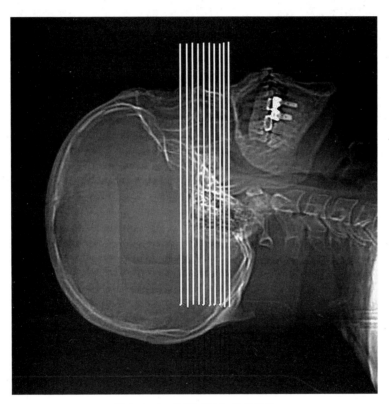

图2-1-4　颞部CT扫描定位像

2. 颞部CT增强扫描

(1)确定增强扫描被检者:在日常工作中遇到需要增强扫描的被检者,当班医生应在前一天对被检者交代清楚,嘱其在检查当天早上8点以前到CT室待诊且要空腹;当班医生在读片时对病例进行科内讨论。检查前当班医生要详细阅读CT检查申请单,或参考前期CT检查,明确检查目的。

(2)与被检者及家属签增强协议书:被检者及家属到科室后,当班医生负责把碘过敏试验、增强过程中可能出现的碘过敏反应和意外及其抢救措施等与被检者家属沟通,耐心做好说明、解释工作,取得被检者的合作和配合,让被检者家属在增强协议书上写下"同意增强"字样并签字,增强协议书经被检者家属签字后生效。

(3)备好防止过敏反应发生的急救药品及相关抢救物品,并检查器材是否完好。

(4)连接好高压注射装置,预先设定注射造影增强剂各项参数(总量、注射速率、压力、时间)。

(5)增强扫描常规采用非离子型造影剂,如果使用离子型造影剂,需要做碘过敏试验,阴性者方可使用。建好静脉通道。

(6)常规造影剂碘含量为 300 ~ 370 mg/mL,造影剂总量为 50 ~ 70 mL,注射速率为 2.0 ~ 3.5 mL/s。

(7)设定增强扫描程序:依据造影剂通过靶器官、组织预计时间窗设定扫描时间和扫描不同时期的间隔时间及扫描方式(多采用螺旋扫描),扫描体位摆放与平扫相同。

(8)颞部扫描时间:启动机器,预备在注射造影剂后 12 ~ 25 s 做动脉期扫描,40 ~ 60 s 做静脉期扫描。

3.开始扫描　按照预先定位,开始对靶部位进行设计性扫描,必要时增加延迟扫描;按照 2 mm 的层厚、层距,横断面的扫描有以下 4 个主要层面。

(1)咽鼓管层面:相当于外耳道下缘、下鼓室水平。本层面所见颞骨岩部与颅骨矢状线呈 45°,含气呈低密度的外耳道与鼓室相连形成横向"I"形,主要显示外耳道、下鼓室、咽鼓管、颈动脉管、颈静脉孔和乙状窦。

(2)鼓岬层面:相当于外耳道下缘平面上 2 mm。外耳道及鼓室形成横向的"Y"形。

(3)圆窗层面:相当于外耳道下缘上方 4 mm 平面。外耳道与鼓室相连形成横向的"T"形,鼓室内斜行线条状高密度影为锤骨柄。

(4)前庭窗层面:相当于眶上缘外耳道下缘上方 6 mm 鼓室平面。本层面外耳道仍可见少许气腔断面。

4.扫描结束　观察图像达到诊断要求后,从机架内退出被检者,被检者安全离开检查室;CT 增强扫描后,叮嘱被检者按压针孔、多饮水,以利于造影剂及时代谢。

5.图像后处理及存储

(1)依顺序和要求摄取定位像、平扫或平扫+增强扫描图像及重建图像。

(2)重建算法:使用标准算法或按临床要求使用其他重建算法。

(3)平扫窗宽、窗位:①骨窗用于观察骨结构,窗宽 3000 ~ 4000 Hu,窗位 600 ~ 800 Hu(图 2-1-5)。②软组织窗用于观察软组织(如怀疑脑桥小脑三角肿瘤),窗宽 250 ~ 300 Hu,窗位 30 ~ 50 Hu。③容积扫描数据还能进行仿真内镜及表面遮盖显示(SSD)处理,有助于观察中耳各听小骨的结构与关节的情况。脑窗窗宽 80 ~ 100 Hu,窗位 35 ~ 40 Hu。

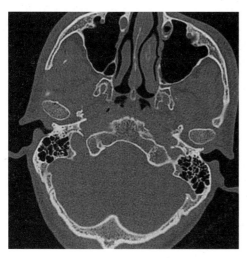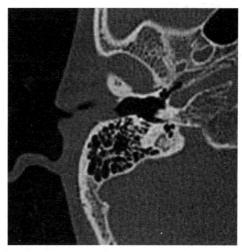

图2-1-5　颞骨横断面CT片（左）、右侧颞骨及耳道CT片（右）

（4）根据病变情况加照病变部位相应的冠状面及矢状面。

（5）将扫描图像传输至PACS系统存储。影像质量标准：能够显示颞骨的内部结构，如听骨链、面神经管、耳蜗、半规管等。

（6）如需照片，将图像按诊断要求进行测量、标注后，按设备程序进行排版，调整好图片大小及位置，点击"照片"按键把编排好的图像传输至照片设备，完成图像摄片。照取增强CT片若干张（根据情况而定），测量病变大小，标记平扫及增强病灶CT值（包括动脉期、静脉期、延迟期），片子照好后送诊断室出具诊断报告。

（7）告诉被检者取CT诊断报告的时间及地点。

6. 记录　将各种扫描技术参数记录在表2-1-2。

表2-1-2　实训记录表

扫描部位	扫描范围	扫描方式	扫描参数	扫描层/mm	软组织窗/Hu	骨窗/Hu
				层厚：	窗宽：	窗宽：
					窗位：	窗位：
				层距：	重建算法：	重建算法：

【实训讨论】

1. 颞部CT横断面扫描和冠状面扫描在操作技术上有何区别？

2. 临床上哪些常见颞部疾病需要做增强扫描？

【练习题】

(一) 简答题

1. 颞部 CT 扫查的适应证有哪些?

2. 颞部 CT 增强扫描的技术要点及注意事项是什么?

(二) 单项选择题

1. 不适宜做颞部 CT 扫描的疾病是( )
   A. 耳部外伤　　　　　　　B. 耳部肿瘤　　　　　　　C. 化脓性中耳炎
   D. 先天性耳郭畸形　　　　E. 先天性外耳道闭锁

2. 颞部扫描时垂直于床面的线是( )
   A. 瞳间线　　　　　　　　B. 听眶线　　　　　　　　C. 听眦线
   D. 听鼻线　　　　　　　　E. 听口线

3. 不属于颞部组织结构的是( )
   A. 鼓部　　　　　　　　　B. 岩部　　　　　　　　　C. 鳞部
   D. 额骨　　　　　　　　　E. 乳突部

4. 颞部扫描采用的扫描方式是( )
   A. 普通 CT 扫描　　　　　B. 普通螺旋扫描　　　　　C. 高分辨率扫描
   D. 直接增强扫描　　　　　E. 平扫+增强扫描

5. 首选 CT 检查的颞部疾病是( )
   A. 先天性耳聋　　　　　　B. 耳部外伤　　　　　　　C. 听神经瘤
   D. 耳部肿瘤　　　　　　　E. 慢性化脓性中耳炎

6. 颞骨内细小结构发生病变时首选的检查是( )
   A. B 超　　　　　　　　　B. MRI　　　　　　　　　C. 高分辨率 CT
   D. X 射线平片　　　　　　E. 功能性 MRI

7. 颞部 CT 扫描体位设计时应注意的是( )
   A. 去除异物　　　　　　　B. 听眶线垂直于床面　　　C. 头部保持不动
   D. 两外耳孔与床面等距　　E. 以上都是

8. 颞部增强扫描属于重度过敏反应的是( )
   A. 全身灼热感　　　　　　B. 恶心、呕吐　　　　　　C. 面色潮红
   D. 荨麻疹　　　　　　　　E. 血压急剧下降

9. 颞部横断面最底层的主要标志是( )
   A. 中耳　　　　　　　　　B. 听小骨　　　　　　　　C. 锤骨
   D. 外耳道　　　　　　　　E. 乳突尖

10. 颞部横断面最高层的主要标志是( )
    A. 外耳道　　　　　　　　B. 额窦　　　　　　　　　C. 岩骨尖
    D. 乳突尖　　　　　　　　E. 乳突小房

11. 不属于中耳结构的部位是( )
    A. 鼓室　　　　　　　　　B. 前庭　　　　　　　　　C. 听小骨

D.乳突窦　　　　　　　　E.乳突小房

12.颞部常规扫描时,层厚、层距一般采用(　　　)

A.2～3 mm　　　　　　B.3～5 mm　　　　　　C.2 mm

D.2 mm 以上　　　　　E.5 mm 以上

13.增强扫描发生过敏反应时,不属于轻度过敏反应的是(　　　)

A.头晕、头痛　　　　　　B.恶心、呕吐　　　　　　C.打喷嚏、流眼泪

D.面色潮红、荨麻疹　　　E.心慌气短、呼吸困难

14.增强扫描前禁食时间是(　　　)

A.2 h　　　　　　　　　B.3 h　　　　　　　　　C.4 h

D.5 h　　　　　　　　　E.6 h

15.CT 检查常用的三维重组技术不包括(　　　)

A.容积显示　　　　　　　B.仿真内镜　　　　　　C.图像后重建

D.最大密度投影　　　　　E.表面遮盖法显示

16.被检者,男性,51 岁,主诉耳部疼痛并伴有同侧头痛,有急性化脓性中耳炎病史,查体乳突尖有压痛,鼓膜充血,传导性听力损失,初步诊断为急性乳突炎,应采用的检查是(　　　)

A.普通颞部 CT 扫描　　B.普通颞部螺旋 CT 扫描　　C.直接颞部 CT 增强扫描

D.高分辨率颞部 CT 扫描　　E.普通颞部 CT 扫描加增强扫描

17.被检者,男性,35 岁,主诉左耳耳鸣、头晕、听力下降、颧骨隆突处感觉麻木,初步诊断听神经瘤可能性大,最佳的检查方法是(　　　)

A.高分辨率颞部 CT 扫描　　B.直接颞部 CT 增强扫描　　C.普通颞部螺旋 CT 扫描

D.普通颞部 CT 扫描　　　　E.普通颞部 CT 平扫加增强扫描

答案:1.D　2.B　3.D　4.C　5.B　6.C　7.E　8.E　9.E　10.C　11.B　12.C　13.E　14.C　15.C　16.D　17.B

实训任务三　眼及眶部 CT 扫描

【知识目标】

1.掌握眼及眶部 CT 扫描前的准备工作、扫描基线、扫描序列。

2.掌握 CT 扫描基本原理和眼及眶部断层影像解剖。

3.了解眼及眶部常见疾病 CT 影像学表现,能准确辨认眼及眶部 CT 各组织断层影像。

【能力目标】

1.掌握 CT 机的基本操作程序及操作注意事项。掌握眼及眶部 CT 平扫和常规增强

扫描的体位、操作要点和基本操作技能。

2.熟悉基本的 CT 图像重建及重组技术。

【素质目标】

1.树立全心全意为被检者服务的理念,具有高度责任感。

2.学会检查前、中、后需要注意的各种事项,学会与被检者沟通。

【实训目的】

通过本次实训,学生能掌握 CT 机基本操盘规程、图像处理方法和注意事项,能进行眼及眶部 CT 平扫和常规增强扫描的基本操作。

【实训原理】

1.原理 CT 是用 X 射线束(高度准直)对人体检查部位一定厚度的层面进行扫描,由探测器接收、测定透过该层面的 X 射线量,转变为可见光后,由光电转换器转变为电信号,再经模/数转换器转为数字信号,输入计算机处理,得到该层面各单位容积(体素)的 X 射线吸收值,后经数/模转换器转换成 CT 图像;再摄于图像胶片或以数字信号存储于其他介质并实现远程数字传输,以备教学、科研、会诊等之用。

2.平扫 平扫是指不用造影剂增强组织密度差别所进行的扫描。CT 检查可显示眼部软组织和骨结构,主要用于眼球突出的病因诊断,对眶内肿瘤、炎性假瘤、眼肌肥大、血管性疾病及先天性眼部发育异常有较高的诊断价值,也常用于检查眼外伤和眶内异物。

3.增强扫描 增强扫描常指经静脉注射含碘造影剂的扫描。造影剂进入体内后在各部位的数量和分布,常依血运多少和病变内部结构(主要为血管结构)的特点呈现一定的密度和(或)形态差异,增加了病变组织与周围组织的对比分辨率。依据病变组织强化特点,提高 CT 对眼及眶部疾病的诊断准确率。

【实训设备】

CT 机(或仿真 CT、CT 虚拟操作软件);高压注射器;激光相机;激光胶片;PACS 系统;观片灯。

【实训步骤】

(一)眼及眶部 CT 平扫设备的准备

1.观察环境温、湿度 温度在 18～22 ℃,湿度在 45%～60%。

2.开机 打开总电源开关、外围设备电源开关、CT 主机电源开关。

3.球管加温 目的主要是使一段时间不使用、冷却的球管逐渐升温,避免过冷和突然过热的情况出现,以起到保护球管的作用。该训练程序由于 CT 机生产厂商和 CT 机型号的差别有所不同。

4.空气校准 认真记录异常提示,以便调整。

5.其他 观察 CT 磁盘的存储空间是否充足,观察信息栏有无报错,核对科内必要的急救设备和急救药品。

(二)被检者准备

1.热情接待被检者;认真阅读 CT 检查申请单;核对被检者信息(如姓名、性别、年龄、病史、检查部位等）；明确检查目的和要求。

2. 认真耐心做好解释工作，态度和蔼，做好医患沟通，以消除被检者的紧张心理，取得被检者最佳合作。

3. 做 CT 检查的被检者检查前应更衣，换 CT 室专用鞋，避免将灰尘带入 CT 室而影响机器的正常运行。陪伴被检者进入 CT 室的家属亦应换鞋。检查前，应对 CT 室内的被检者及其家属做好相应的防护准备，尽量减少辐射损害。

4. 去除被检区域高密度类或金属（饰）物品。

5. 告知被检者检查过程中应保持静止不动，眼及眶部扫描时应闭眼且保持眼球固定不动。

6. 做增强扫描者，检查前 4 h 禁食，了解并签署增强扫描知情同意书。

7. 对婴幼儿、外伤、意识不清及躁动不安的被检者，可根据情况给予镇静剂或麻醉药及必要的肢体固定，以减少运动伪影和确保扫描层面的准确性，保证获得的图像符合诊断要求。

（三）检查方法及扫描参数

1. 眼及眶部 CT 平扫（横断面扫描）

（1）输入被检者信息及检查部位和扫描程序，如被检者姓名、ID 编号、性别、年龄、部位等。

（2）横断面扫描体位：被检者取仰卧位，头部置于头托内，下颌稍上抬，使听眶线垂直于床面，避免受检区域组织重叠；双侧外耳门与床面等距（图 2-1-6）。扫描基线定于听眶线，以利于受检区域显示。被检者双手交叉置于上腹部，对被检者敏感腺体进行防护。

（3）扫描定位：（利用机器所带的定位标志线定位，不同机器标志线略有差别）矢状定位线与人体正中矢状面重合，水平定位线定于眼眶上 2 cm，冠状定位线位于外耳孔与眼外眦之间。

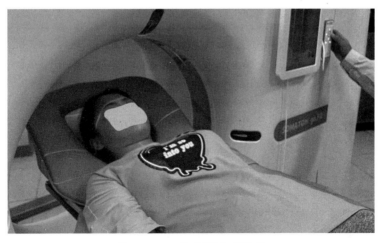

图 2-1-6　眼眶 CT 扫描体位

（4）依据检查要求选择扫描程序：①摄取眼眶正（或侧）位定位像（图 2-1-7）。②定扫描定位基准线：听眶线。③预定扫描范围：从眼眶上缘至眼眶下缘，包括两眼外侧软组织。④扫描方式：横断面（轴位）连续平扫（单层扫描或连续螺旋扫描）。⑤扫描层厚：2 ~ 3 mm。⑥扫描层距：2 ~ 3 mm。

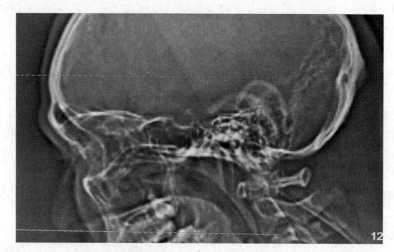

图 2-1-7　眼眶 CT 扫描定位像

（5）扫描参数：主要包括层厚、层距、管电压、灌电流、重建算法、显示野（FOV）等。根据 CT 机型内预设定或重新修改参数。

2. 眼及眶部 CT 增强扫描　由于眼部软组织对 X 射线极其敏感，普通平扫发现病变后，一般首选磁共振进行进一步检查。若病情危急急需 CT 增强扫描时，需严格遵守适应证。

（1）检查前详细阅读 CT 检查申请单，明确检查目的。

（2）耐心做好说明、解释工作，确保被检者合作和配合。

（3）检查急救药品及相关抢救物品是否完备。

（4）扫描体位和扫描参数同常规 CT 扫描。

（5）增强扫描方法：经肘正中浅静脉注射造影剂，注射方法采用团注；造影剂总量按 0.8 ~ 1.0 mL/kg 计算，注射速率为 2.5 ~ 3.0 mL/s。

（6）常规采用两期扫描，动脉期延迟时间为 25 ~ 30 s，静脉期延迟时间为 60 ~ 65 s。

3. 低剂量眼部 CT 扫描　由于眼部组织器官对 X 射线非常敏感，尤其是婴幼儿和青少年处于生长发育期，过量的 X 射线辐射对其生长发育危害较大。所以眼部 CT 扫描时，在保证图像可用于临床诊断的前提下，尽可能降低扫描参数，制订精确的扫描范围，避免无效照射及重复扫描。

4. 扫描结束　观察图像达到诊断要求后，从机架内退出被检者，被检者安全离开检查室。

5. 图像后处理及存储

（1）依顺序和要求摄取定位像、平扫或平扫+增强扫描图像及重建图像。

（2）重建算法：使用标准算法或按临床要求使用其他重建算法。

（3）平扫窗宽、窗位：①软组织窗，窗宽 350～450 Hu，窗位 35～50 Hu。②眼眶骨窗，窗宽 1500～2500 Hu，窗位 400～700 Hu（图 2-1-8）。

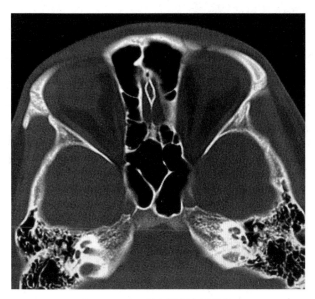

图 2-1-8　眼眶横断面 CT 片

（4）将扫描图像传输至 PACS 系统存储。

（5）排版和打印：将图像按诊断要求进行测量、标注后，按设备程序进行排版，调整好图片大小及位置，点击"照片"按键把编排好的图像传输至照片设备，完成图像摄片，打印出片。

6. 记录　将各种扫描技术参数记录在表 2-1-3。

表 2-1-3　实训记录表

扫描部位	扫描范围	扫描方式	扫描参数	扫描层/mm	软组织窗/Hu	骨窗/Hu
				层厚：	窗宽：	窗宽：
					窗位：	窗位：
				层距：	重建算法：	重建算法：

【实训讨论】

1. 临床上有哪些疾病需要做眼部 CT 扫描？

2. 在进行眼部 CT 扫描前应做好哪些准备工作？

【练习题】

（一）简答题

1. 为减少 X 射线对眼部软组织的伤害，可采取哪些措施？

2. 简述眼部 CT 扫描的体位设计和注意事项。

(二) 单项选择题

1. 眼及眼眶 CT 检查常规采用(　　　)

    A. 冠状面扫描　　　　　　　B. 矢状位扫描　　　　　　C. 轴位扫描

    D. 增强扫描　　　　　　　　E. 直接增强扫描行冠状面扫描

2. 听眦线是(　　　)

    A. 眼外眦到外耳孔连线　　　B. 眼外眦到耳屏下缘　　　C. 眶上嵴到耳屏下缘

    D. 眶上嵴到耳屏上缘　　　　E. 眶上嵴到耳屏中缘

3. 外耳孔与眶上缘的连线称为(　　　)

    A. 听眦线　　　　　　　　　B. 听鼻线　　　　　　　　C. 听眉线

    D. 眶间线　　　　　　　　　E. 耳垂直线

4. 以下选项中不属于眼部 CT 检查适应证的是(　　　)

    A. 眼部异物　　　　　　　　B. 眼部炎症　　　　　　　C. 眶内占位病变

    D. 屈光不正　　　　　　　　E. 视网膜脱离

5. 眶内肿瘤 CT 扫描不能显示的是(　　　)

    A. 肿瘤形态　　　　　　　　B. 肿瘤大小　　　　　　　C. 肿瘤位置

    D. 肿瘤与邻近组织关系　　　E. 肿瘤的病理组织分类

6. 眼眶 CT 扫描采用(　　　)

    A. 听眶线 25°横断位和冠状位

    B. 听眶线 30°横断位和冠状位

    C. 听眶线横断位和冠状位

    D. 听眶线横断位和矢状位

    E. 听眶线 20°横断位和冠状位

7. 眼及眶部 CT 扫描的最佳方式为(　　　)

    A. 横断面扫描+矢状面扫描

    B. 横断面扫描+冠状面扫描

    C. 横断面扫描+薄层扫描

    D. 横断面扫描+增强扫描

    E. 横断面扫描+重叠扫描

8. 下列关于眼及眶部 CT 扫描的叙述,错误的是(　　　)

    A. 常规采用横断面扫描

    B. 确定眼内异物方位可行冠状面扫描

    C. 横断面扫描范围从眼球前部到海绵窦

    D. 观察视神经病变以听眶线为扫描基线

    E. 冠状面扫描有助于判断眶顶骨折及程度

9. 眼部的冠状面 CT 扫描图像中,显示眼球径面最大的是(　　　)

    A. 眶后层面　　　　　　　　B. 眼球后层面　　　　　　C. 眶尖部层面

    D. 眶前缘层面　　　　　　　E. 眼球赤道附近层面

10.不需要做眼部 CT 检查的是(　　)

A.眼部炎症　　　　　　B.眼部外伤　　　　　　C.假性近视

D.眼眶肿瘤　　　　　　E.眼内异物

11.眼部轴位扫描与颅脑轴位扫描的相同点是(　　)

A.扫描层厚　　　　　　B.扫描层间距　　　　　　C.扫描体位

D.扫描范围　　　　　　E.扫描视野

12.欲观察眼眶微小病变,应采用(　　)

A.放大扫描　　　　　　B.超薄层扫描　　　　　　C.标准算法重建

D.缩短扫描时间　　　　E.以上都是

13.眼部骨组织图像显示的窗宽、窗位是(　　)

A.窗宽 1500～2500 Hu,窗位 400～700 Hu

B.窗宽 3500～5500 Hu,窗位 800～1000 Hu

C.窗宽 150～250 Hu,窗位 30～60 Hu

D.窗宽–800～–500 Hu,窗位 30～60 Hu

E.窗宽–2500～–1500 Hu,窗位 300～600 Hu

答案:1.C　2.A　3.B　4.D　5.E　6.C　7.B　8.C　9.E　10.C　11.C　12.E
13.A

实训任务四　鼻窦 CT 扫描

【知识目标】

1.熟悉 CT 设备构造。

2.掌握 CT 扫描基本原理和鼻窦断层影像解剖。

3.了解鼻窦常见疾病 CT 影像学表现,能准确辨认鼻窦 CT 各组织断层影像。

【能力目标】

1.掌握 CT 机的基本操作程序及操作注意事项。掌握鼻窦 CT 平扫和常规增强扫描
的体位、操作要点和基本操作技能。

2.熟悉基本的 CT 图像重建及重组技术。

【素质目标】

1.掌握系统、规范的操作标准,爱护仪器、设备。

2.培养严谨认真的工作作风和良好的工作习惯。

3.培养良好的医德医风和团队协作精神。

4.培养学生用实事求是的科学态度观察、分析和解决问题的能力;用理论联系实践
的方法学习后续课程。

【实训目的】

通过本次实训,学生能掌握 CT 机基本操作规程、图像处理方法和注意事项,能进行鼻窦 CT 平扫和常规增强扫描的基本操作。

【实训原理】

1.原理　CT 是用 X 射线束(高度准直)对人体检查部位一定厚度的层面进行扫描,由探测器接收、测定透过该层面的 X 射线量,转变为可见光后,由光电转换器转变为电信号,再经模/数转换器转为数字信号,输入计算机处理,得到该层面各单位容积(体素)的 X 射线吸收值,后经数/模转换器转换成 CT 图像;再摄于图像胶片或以数字信号存储于其他介质并实现远程数字传输,以备教学、科研、会诊等之用。

2.平扫　平扫是指不用造影剂增强组织密度差别所进行的扫描。鼻窦 CT 平扫常规采用横断面扫描。

3.增强扫描　增强扫描常指经静脉注射含碘造影剂的扫描。造影剂进入体内后在各部位的数量和分布,常依血运多少和病变内部结构(主要为血管结构)的特点呈现一定的密度和(或)形态差异,增加了病变组织与周围组织的对比分辨率。依据病变组织强化特点,提高 CT 对鼻窦疾病的诊断准确率。

【实训设备】

CT 机(或仿真 CT、CT 虚拟操作软件);高压注射器;激光相机;激光胶片;PACS 系统;观片灯。

【实训步骤】

(一)鼻窦 CT 平扫设备的准备

1.开机　打开总电源开关、稳压电源开关、CT 控制台电源开关,观察电压值。

2.设备自检　注意自检过程异常提示,要求认真记录,以便调整。

3.球管加温　目的主要是使一段时间不使用、冷却的球管逐渐升温,避免过冷和突然过热的情况出现,以起到保护球管的作用。该训练程序由于 CT 机生产厂商和 CT 机型号的差别有所不同。

4.空气校准　认真记录异常提示,以便调整。

(二)被检者准备

1.热情接待被检者;认真阅读 CT 检查申请单;核对被检者信息(如姓名、性别、年龄、病史、检查部位等);明确检查目的和要求。

2.认真耐心做好解释工作,态度和蔼,做好医患沟通,以消除被检者的紧张心理,取得被检者最佳合作。

3.做 CT 检查的被检者检查前应更衣,换 CT 室专用鞋,避免将灰尘带入 CT 室而影响机器的正常运行。陪伴被检者进入 CT 室的家属亦应换鞋。检查前,应对 CT 室内的被检者及其家属做好相应的防护准备,尽量减少辐射损害。

4.去除被检者体表影响成像的物品,如膏药、高密度类或金属(饰)物品等。嘱咐被检者在检查期间保持体位不动,不要做吞咽动作。

5. 对增强扫描者,按造影剂使用要求进行增强造影检查前的必要沟通并做好知情同意书签字记录后,再进行过敏试验并备好急救药品、物品;合理选择高压注射器械和穿刺针及注射部位,确定合适的注射总量及注射速率。过敏试验方法:依据所用造影剂类型,抽 1 mL 相应的造影剂,静脉注射,观察 15 min 有无过敏反应,阴性者方可做增强扫描。

6. 对婴幼儿、外伤、意识不清及躁动不安的被检者,可根据情况给予镇静剂或麻醉药及必要的肢体固定,以减少运动伪影和确保扫描层面的准确性,保证获得的图像符合诊断要求。

(三)检查方法及扫描参数

1. 鼻窦 CT 平扫(横断面扫描)

(1)输入被检者信息及检查部位和扫描程序,如被检者姓名、ID 编号、性别、年龄、部位等。

(2)横断面扫描体位:被检者取仰卧位,头先进,头部正中矢状面与床面中线垂直,下颌稍内收。在没有多层螺旋 CT 之前通常采用冠状面扫描,可整体性观察鼻腔及其周围结构,对鼻窦病变的上、下关系显示较好。对齿槽、腭部、眶底、筛窦、上颌窦和前颅窝底的显示也以冠状面扫描为首选。由于部分被检者不能很好地配合冠状面扫描,有时图像效果不理想。MSCT 出现后多以螺旋扫描、薄层重建、冠状面重组的方式进行处理。

(3)扫描定位:(利用机器所带的定位标志线定位,不同机器标志线略有差别)水平定位线过被检者外耳孔平行于听眶线;矢状定位线与被检者正中矢状面重合;上定位线过头顶。

(4)依据检查要求选择扫描程序:①摄取鼻窦正(或侧)位定位片。②定扫描定位基准线:听眶线。③预定扫描范围:从硬腭扫描至额窦上缘。④扫描方式:标准重建和骨算法重建。⑤扫描层厚:3 ~ 5 mm(MSCT 更薄)。⑥扫描层距:3 ~ 5 mm(MSCT 更薄)。⑦病灶较小时,可根据具体情况采用更薄层厚扫描或加扫或补扫。

(5)扫描参数:主要包括层厚、层距、管电压、管电流、重建算法、显示野(FOV)等。根据 CT 机型内预设定或重新修改参数。

2. 鼻窦 CT 增强扫描

(1)检查前详细阅读 CT 检查申请单,或参考前期 CT 检查,明确检查目的。

(2)耐心做好说明、解释工作,确保被检者合作和配合。

(3)备好防止过敏反应发生的急救药品及相关抢救物品,并检查器材是否完好。

(4)连接好高压注射装置,预先设定注射造影剂各项参数(总量、注射速率、压力、时间)。

(5)常规造影剂碘含量为 300 ~ 370 mg/mL,造影剂总量为 50 ~ 70 mL,注射速率为 2.0 ~ 3.5 mL/s。

(6)设定增强扫描程序:依据造影剂通过靶器官、组织预计时间窗设定扫描时间和扫描不同时期的间隔时间及扫描方式(多采用螺旋扫描),扫描体位摆放与平扫相同。

(7)鼻窦扫描时间:启动机器,预备在注射造影剂后 25 s 做动脉期扫描,60 s 做静脉期扫描。

3. 开始扫描　按照预先定位,开始对靶部位进行设计性扫描,必要时增加延迟扫描。

4.扫描结束 观察图像达到诊断要求后,从机架内退出被检者,被检者安全离开检查室。

5.图像后处理及存储

(1)依顺序和要求摄取定位像(图2-1-9)、平扫或平扫+增强扫描图像及重建图像。

(2)重建算法:使用标准算法或按临床要求使用其他重建算法。

(3)平扫窗宽、窗位:一般采用骨窗和软组织窗同时观察(图2-1-10、图2-1-11)。骨窗:窗宽1550~2050 Hu,窗位300~600 Hu。软组织窗:窗宽200~250 Hu,窗位30~50 Hu。

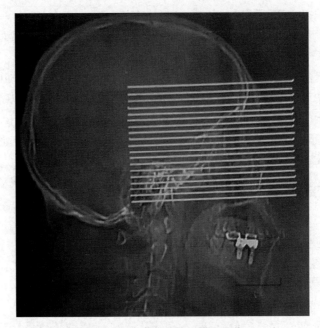

图2-1-9 鼻窦CT扫描定位像

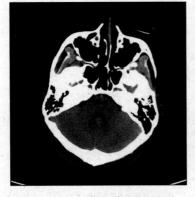

图2-1-10 鼻窦横断面CT片

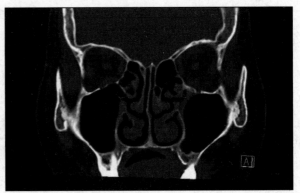

图2-1-11 鼻窦冠状面CT片

(4)将扫描图像传输至 PACS 系统存储。

(5)如需照片,将图像按诊断要求进行测量、标注后,按设备程序进行排版,调整好图片大小及位置,点击"照片"按键把编排好的图像传输至照片设备,完成图像摄片,打印出片。

6.记录 将各种扫描技术参数记录在表 2-1-4。

表 2-1-4 实训记录表

扫描部位	扫描范围	扫描方式	扫描参数	扫描层/mm	软组织窗/Hu	骨窗/Hu
				层厚:	窗宽:	窗宽:
					窗位:	窗位:
				层距:	重建算法:	重建算法:

【实训讨论】

1.鼻窦 CT 横断面扫描和冠状面扫描在操作技术上有何区别?

2.临床上哪些常见鼻窦疾病需要做增强扫描?

【练习题】

(一)简答题

1.简述鼻窦冠状面扫描流程。

2.鼻窦 CT 增强扫描的技术要点及注意事项是什么?

(二)单项选择题

1.不适合做 CT 检查的疾病是(   )

　　A.过敏性鼻炎　　　　　　B.鼻窦囊肿　　　　　　　C.鼻骨骨折

　　D.上颌窦癌　　　　　　　E.鼻腔息肉

2.不属于鼻窦组织结构的是(   )

　　A.额窦　　　　　　　　　B.蝶窦　　　　　　　　　C.上颌窦

　　D.筛窦　　　　　　　　　E.海绵窦

3.鼻窦 CT 扫描不能显示的是(   )

　　A.肿瘤形态　　　　　　　B.肿瘤大小　　　　　　　C.肿瘤位置

　　D.肿瘤与邻近组织关系　　E.肿瘤的病理组织分类

4.下列关于鼻窦冠状位 CT 扫描方法的叙述,错误的是(   )

　　A.层厚 3～5 mm

　　B.扫描体位为头部颏顶位

　　C.扫描范围从额窦前壁起至蝶窦后壁止

　　D.可以用非螺旋扫描方式

　　E.扫描层面平行于上颌窦上缘

5.下列有关常规鼻窦 CT 扫描体位的描述,正确的是(   )

　　A.仰卧位　　　　　　　　B.俯卧位　　　　　　　　C.左侧位

D. 右侧位   E. 顶颏位

6. 下列有关鼻与鼻窦 CT 扫描适应证的叙述,正确的是( )
    A. 牙周炎   B. 上颌骨骨折   C. 下颌骨骨折
    D. 腮腺囊肿   E. 鼻窦肿瘤大小、范围及与周围组织的关系

7. CT 检查能够对放疗效果做出评价的疾病是( )
    A. 鼻息肉   B. 鼻咽癌   C. 筛窦骨瘤
    D. 鼻窦黏膜下囊肿   E. 上颌骨纤维异常增生症

8. 鼻窦常规 CT 扫描与 X 射线检查相比不足之处是( )
    A. 骨质结构显示不清   B. 软组织结构显示不清   C. 病变的扩散情况不清
    D. 肿瘤侵犯范围不清   E. 射线剂量增加

9. 鼻窦轴位扫描图像不能显示( )
    A. 上颌窦前壁   B. 上颌窦内壁   C. 额窦后壁
    D. 额窦前壁   E. 腮腺

10. 常规鼻窦 CT 扫描,层厚与层距一般选择( )
    A. 0.5 ~ 1 mm 连续扫描   B. 3 ~ 5 mm 连续扫描
    C. 5 ~ 10 mm 连续扫描   D. 6 ~ 15 mm 连续扫描
    E. 10 ~ 20 mm 连续扫描

11. 观察蝶窦、筛窦及额窦有无分隔时,常用的窗宽、窗位是( )
    A. 窗宽 2000 ~ 3000 Hu,窗位 -200 ~ 100 Hu
    B. 窗宽 2000 ~ 3000 Hu,窗位 200 ~ 300 Hu
    C. 窗宽 1500 ~ 2000 Hu,窗位 300 ~ 400 Hu
    D. 窗宽 2500 ~ 3000 Hu,窗位 400 ~ 500 Hu
    E. 窗宽 3000 ~ 4000 Hu,窗位 500 ~ 600 Hu

12. 下列关于鼻与鼻窦 CT 扫描适应证的叙述,错误的是( )
    A. 鼻部骨折   B. 上颌窦炎症   C. 口咽部肿瘤
    D. 鼻窦外伤   E. 鼻窦肿瘤大小、范围及与周围组织的关系

13. 下列不是鼻与鼻窦 CT 扫描适应证的是( )
    A. 鼻部骨折   B. 鼻窦囊肿   C. 鼻窦外伤
    D. 喉癌   E. 鼻窦肿瘤

14. 鼻窦 CT 平扫+增强扫描主要目的是( )
    A. 提高密度分辨率   B. 提高空间分辨率   C. 显示病变的血供关系
    D. 显示病变的病理分类   E. 使骨组织显示更清晰

15. 下列有关鼻窦三维图像重组的叙述,错误的是( )
    A. 不采用螺旋扫描   B. 薄层连续扫描   C. 需采用容积扫描数据
    D. 多方向观察病变   E. 层厚愈薄愈真实

答案:1. A   2. E   3. E   4. E   5. A   6. E   7. B   8. E   9. E   10. B   11. A   12. C
13. D   14. C   15. A

颈部 CT 扫描

实训任务一 甲状腺 CT 扫描

【知识目标】

1. 掌握甲状腺 CT 扫描的适应证、注意事项、相关准备及扫描方法。

2. 熟悉甲状腺断层影像解剖。

3. 了解甲状腺 CT 的图像排版及打印。

【能力目标】

1. 掌握 CT 机的基本操作程序及操作注意事项。掌握甲状腺 CT 平扫和常规增强扫描的体位、操作要点和基本操作技能。

2. 能针对不同的被检者确定检查方式并选择恰当的扫描类型及参数,能准确辨认甲状腺 CT 图像各组织断层影像。

3. 熟悉基本的 CT 图像重建及重组技术。

【素质目标】

1. 学会换位思考,树立为被检者服务的理念。

2. 爱岗敬业、勤于奉献,具有高度责任感。

【实训目的】

通过本次实训,学生能掌握甲状腺 CT 扫描的适应证、注意事项、相关准备及扫描方法,能进行甲状腺 CT 平扫和常规增强扫描的基本操作。

【实训原理】

甲状腺位于颈前部、喉的前外侧,由左、右两叶及峡部组成,其上极平甲状软骨中点,下极至第 6 气管环水平。在 CT 图像上甲状腺为边缘光滑、密度均匀的软组织,位于气管两侧及前缘,通常其密度高于周围组织,食碘或注射造影剂后,其密度可增高。位于甲状腺后的甲状旁腺,CT 图像上表现为密度均匀的软组织影,正常时与周围血管、淋巴结很难区分。颈部淋巴结直径在 3 ~ 10 mm,CT 值为 20 ~ 30 Hu,通常不被造影剂所增强。

【实训设备】

CT 机(或仿真 CT、CT 虚拟操作软件);高压注射器;激光相机;激光胶片;PACS 系统;观片灯。

【实训步骤】

(一)甲状腺 CT 平扫设备的准备

1. 观察环境温、湿度 温度在 18 ~ 22 ℃,湿度在 45% ~ 60%。

2. 开机 接通配电柜总电源、外围设备电源、CT 主机电源。

3. 球管加温 目的主要是使一段时间不使用、冷却的球管逐渐升温,避免过冷和突然过热的情况出现,以起到保护球管的作用。该训练程序由于 CT 机生产厂商和 CT 机型号的差别有所不同。

4. 空气校准 认真记录异常提示,以便调整。

5. 其他 观察 CT 磁盘的存储空间是否充足,观察信息栏有无报错,核对科内必要的急救设备和急救药品。

(二)被检者准备

1. 热情接待被检者;认真阅读 CT 检查申请单;核对被检者信息(如姓名、性别、年龄、病史、检查部位等);明确检查目的和要求。

2. 认真耐心做好解释工作,态度和蔼,做好医患沟通,以消除被检者的紧张心理,取得被检者最佳合作。告知被检者检查过程中应保持静止不动,避免做吞咽动作。

3. 检查前,应对 CT 室内的被检者及其家属做好相应的防护准备,尽量降低辐射损害。

4. 去除颈部饰物和衣领上的金属异物。

5. 对于危重者,必要时留家属看护,并嘱家属穿好防护衣。

6. 做增强扫描者,检查前 4 h 禁食,了解并签署增强扫描知情同意书。

7. 对婴幼儿、外伤、意识不清及躁动不安的被检者,可根据情况给予镇静剂或麻醉药及必要的肢体固定,以减少运动伪影和确保扫描层面的准确性,保证获得的图像符合诊断要求。

(三)检查方法及扫描参数

1. 甲状腺 CT 平扫(横断面扫描)

(1)输入被检者信息及检查部位和扫描程序,如被检者姓名、ID 编号、性别、年龄、部位等。

(2)横断面扫描体位:被检者采用头先进,仰卧位,头部稍后仰,以减少下颌骨与颈部的重叠,同时两肩放松,两上臂置于身体两侧,以减少肩部骨骼结构对下颈部扫描的影响;听眦线垂直于台面,两外耳门与床面等距离,对被检者敏感腺体进行防护。

(3)扫描定位:(利用机器所带的定位标志线定位,不同机器标志线略有差别)矢状定位线与人体正中矢状面重合,水平定位线平行于颈静脉切迹,冠状定位线平颈前1/3(图2-2-1)。

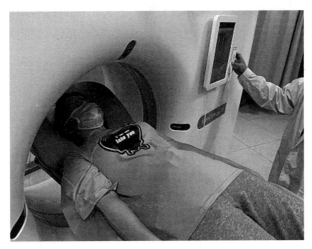

图2-2-1　甲状腺CT扫描体位

(4)依据检查要求选择扫描程序:①摄取颈部侧位定位片(图2-2-2)。②定扫描定位基准线:颈静脉切迹。③预定扫描范围:从舌骨下缘至主动脉弓上缘。④扫描方式:横断面(轴位)连续平扫(单层扫描或连续螺旋扫描)。⑤扫描层厚:3~5 mm。⑥扫描层距:3~5 mm。⑦必要时采用2 mm层厚和层距。

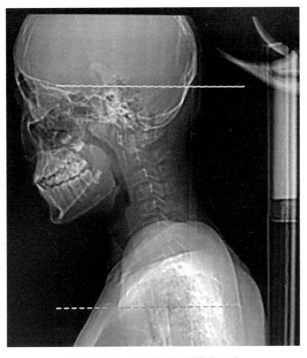

图2-2-2　甲状腺CT扫描定位像

（5）扫描参数：主要包括层厚、层距、管电压、管电流、重建算法、显示野（FOV）等。根据 CT 机型内预设定或重新修改参数。

2. 甲状腺 CT 增强扫描 颈部增强扫描通常是在平扫检查发现病变的基础上进行的。颈部软组织，如肌肉、筋膜、淋巴结及血管等，在 CT 平扫中多呈现中等密度，不易区别。而增强扫描则可区分颈部淋巴结与丰富的颈部血管，能了解病变的侵犯范围，帮助对占位性病变的定位和定性诊断。

（1）检查前详细阅读 CT 检查申请单，明确检查目的。

（2）耐心做好说明、解释工作，确保被检者合作和配合。

（3）检查急救药品及相关抢救物品是否完备。

（4）扫描体位和扫描参数同常规 CT 扫描。

（5）增强扫描方法：经肘正中浅静脉注射造影剂，注射方法采用团注法；造影剂用量成人为 60.0 ~ 80.0 mL/kg，儿童为 2.0 mL/kg。注射速率为 2.5 ~ 3.0 mL/s。延迟扫描时间为 35 ~ 40 s。

3. 扫描结束 观察图像达到诊断要求后，从机架内退出被检者，被检者安全离开检查室。

4. 图像后处理及存储

（1）依顺序和要求摄取定位像、平扫或平扫+增强扫描图像及重建图像。

（2）重建算法：使用软组织算法或按临床要求使用其他重建算法。

（3）平扫窗宽、窗位：软组织窗，窗宽 250 ~ 300 Hu，窗位 35 ~ 50 Hu（图 2-2-3）。

（4）将扫描图像传输至 PACS 系统存储。

（5）排版和打印：将图像按诊断要求进行测量、标注后，按设备程序进行排版，调整好图片大小及位置，把编排好的图像传输至照片设备，完成图像摄片，打印出片。

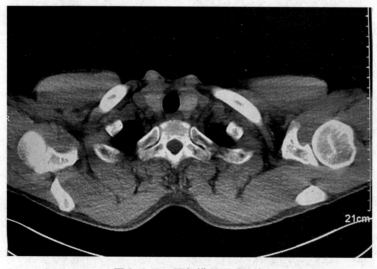

图 2-2-3 颈部横断面 CT 片

5. 记录 将各种扫描技术参数记录在表 2-2-1。

表 2-2-1 实训记录表

扫描部位	扫描范围	扫描方式	扫描参数	扫描层/mm	软组织窗/Hu	骨窗/Hu
				层厚:	窗宽:	窗宽:
					窗位:	窗位:
				层距:	重建算法:	重建算法:

【实训讨论】

1. 甲状腺 CT 扫描的适应证有哪些?

2. 在进行甲状腺 CT 扫描前应做好哪些准备工作?

【练习题】

(一)简答题

1. 甲状腺扫描时的层厚、层距为多少?

2. 简述甲状腺 CT 扫描的体位设计和注意事项。

(二)单项选择题

1. 下列甲状腺 CT 检查扫描范围正确的是( )

    A. 从 C_6 扫至 T_1 下缘

    B. 从 C_3 扫至 C_7 下缘

    C. 从 C_1 扫至 C_7 下缘

    D. 从舌骨扫至环状软骨下缘

    E. 从舌骨下缘至主动脉弓上缘

2. 下列关于甲状腺肿物 CT 检查的描述,错误的是( )

    A. 确定肿瘤性与非肿瘤性病变非常困难

    B. 不能鉴别肿瘤的良、恶性

    C. 不能确定肿瘤的范围

    D. 增强扫描有助于检出病变

    E. 判断有无淋巴结转移

3. 下列关于甲状腺 CT 图像的描述,错误的是( )

    A. 位于气管两侧及前缘

    B. 上极平甲状软骨中点

    C. 下极至第 6 气管环水平

    D. 通常密度低于周围组织

    E. 注射造影剂后密度增高

4. 关于甲状腺 CT 检查扫描范围的确定,下列叙述正确的是( )

A. 从侧位定位图像中确定扫描范围

B. 扫描范围从主动脉弓上缘至舌骨下缘

C. 扫描范围从 C_1 至 C_7

D. 扫描范围从舌骨上缘至 C_7 下缘

E. 扫描范围从 C_6 上缘至 T_1 下缘

答案:1. E　2. B　3. D　4. B

(三)多项选择题

1. 下列甲状腺 CT 检查扫描范围错误的是(　　　　)

A. 从 C_6 扫至 T_1 下缘

B. 从 C_3 扫至 C_7 下缘

C. 从 C_1 扫至 C_7 下缘

D. 从舌骨扫至环状软骨下缘

E. 从舌骨下缘至主动脉弓上缘

2. 下列关于甲状腺肿物 CT 检查的描述,正确的是(　　　　)

A. 确定肿瘤性与非肿瘤性病变非常困难

B. 不能鉴别肿瘤的良、恶性

C. 不能确定肿瘤的范围

D. 增强扫描有助于检出病变

E. 判断有无淋巴结转移

3. 下列甲状腺 CT 检查扫描范围错误的是(　　　　)

A. 从舌骨下缘至主动脉弓上缘

B. 从舌骨至上纵隔

C. 从下颌骨至主动脉弓上缘

D. 从口咽部至胸廓入口

E. 从会厌至胸廓入口

答案:1. ABCD　2. ABCD　3. BCDE

实训任务二　喉部 CT 扫描

【知识目标】

1. 熟悉 CT 设备构造。

2. 掌握 CT 体层扫描基本原理和喉部断层影像解剖。

3. 了解喉部常见疾病 CT 影像学表现,能准确辨认喉部 CT 各组织断层影像。

【能力目标】

1.掌握CT机的基本操作程序及操作注意事项。掌握喉部CT平扫和常规增强扫描的体位、操作要点和基本操作技能。

2.熟悉基本的CT图像重建及重组技术。

【素质目标】

1.掌握系统、规范的操作标准,爱护仪器、设备。

2.培养严谨认真的工作作风和良好的工作习惯。

3.培养良好的医德医风和团队协作精神。

4.培养学生用实事求是的科学态度观察、分析和解决问题的能力;用理论联系实践的方法学习后续课程。

【实训目的】

通过本次实训,学生能掌握CT机基本操作规程、图像处理方法和注意事项,能进行喉部CT平扫和常规增强扫描的基本操作。

【实训原理】

1.原理 CT是用X射线束(高度准直)对人体检查部位一定厚度的层面进行扫描,由探测器接收、测定透过该层面的X射线量,转变为可见光后,由光电转换器转变为电信号,再经模/数转换器转为数字信号,输入计算机处理,得到该层面各单位容积(体素)的X射线吸收值,后经数/模转换器转换成CT图像;再摄于图像胶片或以数字信号存储于其他介质并实现远程数字传输,以备教学、科研、会诊等之用。

2.平扫 平扫是指不用造影剂增强组织密度差别所进行的扫描。喉部CT平扫常规采用螺旋横断面扫描。

3.增强扫描 增强扫描常指经静脉注射含碘造影剂的扫描。造影剂进入体内后在各部位的数量和分布,常依血运多少和病变内部结构(主要为血管结构)的特点呈现一定的密度和(或)形态差异,增加了病变组织与周围组织的对比分辨率。依据病变组织强化特点,提高CT对喉部疾病的诊断准确率。

注意:喉部增强扫描常规采用非离子型造影剂,如果使用离子型造影剂,需要做碘过敏试验,阴性者方可使用。

【实训设备】

CT机(或仿真CT、CT虚拟操作软件);高压注射器;激光相机;激光胶片;PACS系统;观片灯。

【实训步骤】

(一)喉部CT平扫设备的准备

CT设备的正常运转是CT检查最终成像质量得以保证的前提条件,每天早晨开机前检查设备的完整性,观察湿度、温度、稳压电源工作状态。并按照规程完成如下操作。

1.开机 开启总电源开关、稳压电源开关、CT控制台电源开关,观察电压值。

2.设备自检 注意自检过程异常提示,并认真记录,以便调整。

3. 球管加温　目的主要是使一段时间不使用、冷却的球管逐渐升温,避免过冷和突然过热的情况出现,以起到保护球管的作用。该训练程序由于 CT 机生产厂商和 CT 机型号的差别有所不同。

4. CT 值校准　CT 成像的整个过程是一系列的、多部件参与的过程。成像中的主要部件(如探测器)由于存在扫描参数和余辉时间的差异,需要校准。校准是对电器设备由于环境的变化在扫描时引起的误差所进行的修正,又称为"零点漂移校正"。认真记录异常提示,以便调整。

(二)被检者准备

1. 热情接待被检者;认真阅读 CT 检查申请单;核对被检者信息(如姓名、性别、年龄、病史、检查部位等);明确检查目的和要求。

2. 认真耐心做好解释工作,态度和蔼,做好医患沟通,以消除被检者的紧张心理,取得被检者最佳合作。

3. 做 CT 检查的被检者检查前应更衣,换 CT 室专用鞋,避免将灰尘带入 CT 室而影响机器的正常运行。陪伴被检者进入 CT 室的家属亦应换鞋。检查前,应对 CT 室内的被检者及其家属做好相应的防护准备,尽量减少辐射损害。

4. 去除检查部位的高密度类或金属(饰)物品,如发卡、耳环、金属类活动性义齿(假牙)等,尽量减少射线硬化伪影的产生。

5. 对增强扫描者,按造影剂使用要求进行增强造影检查前的必要沟通并做好知情同意书签字记录后,再进行过敏试验并备好急救药品、物品;合理选择高压注射器械和穿刺针及注射部位,确定合适的注射总量及注射速率。过敏试验方法:依据所用造影剂类型,抽 1 mL 相应的造影剂,静脉注射,观察 15 min 有无过敏反应,阴性者方可做增强扫描。

6. 对婴幼儿、外伤、意识不清及躁动不安的被检者,可根据情况给予镇静剂或麻醉药及必要的肢体固定,以减少运动伪影和确保扫描层面的准确性,保证获得的图像符合诊断要求。

7. 在扫描过程中被检者的体位须保持不动,确保检查部位的固定,这是减少运动伪影的有效措施。

(三)检查方法及扫描参数

1. 喉部 CT 平扫(横断面扫描)

(1)输入被检者信息及检查部位和扫描程序,如被检者姓名、ID 编号、性别、年龄、部位等。

(2)横断面扫描体位:被检者取仰卧位,头部放置于头架上,下颌稍仰起,两外耳孔与台面等距。

(3)扫描定位:常规采用螺旋横断面扫描,先摄取颈部侧位像,扫描层面与声带平行,如无法确定声带走行和方向,扫描平面与中部颈椎间隙保持一致即可。扫描范围从舌骨上会厌上缘至声门下区以下(即环状软骨下缘以下),相当于第 3 颈椎上缘至第 6 颈椎下缘,必要时可根据需要扩大扫描范围。

(4)依据检查要求选择扫描程序:①摄取头颅正(或侧)位定位片。②定扫描定位基准线:听鼻线。③预定扫描范围:从舌骨平面至环状软骨下缘连续扫描。④扫描方式:横断面连续平扫(单层扫描或连续螺旋扫描)。⑤扫描层厚和层距为 3～5 mm。病灶较小时,可根据具体情况采用更薄层厚扫描或加扫或补扫。

(5)扫描参数:主要包括层厚、层距、管电压、管电流、重建算法、显示野(FOV)等。根据 CT 机型内预设定或重新修改参数。

2. 喉部 CT 增强扫描

(1)确定增强扫描被检者:在日常工作中遇到需要增强扫描的被检者,当班医生应在前一天对被检者交代清楚,嘱其在检查当天早上 8 点以前到 CT 室待诊且要空腹;当班医生在读片时对病例进行科内讨论。检查前当班医生要详细阅读 CT 检查申请单,或参考前期 CT 检查,明确检查目的。

(2)与被检者及家属签增强协议书:被检者及家属到科室后,当班医生负责把碘过敏试验、增强过程中可能出现的碘过敏反应和意外及其抢救措施等与被检者家属沟通,耐心做好说明、解释工作,确保被检者合作和配合,让被检者家属在增强扫描协议书上写下"同意增强"字样并签字,增强扫描协议书经被检者家属签字后生效。

(3)备好防止过敏反应发生的急救药品及相关抢救物品,并检查器材是否完好。

(4)连接好高压注射装置,预先设定注射造影剂各项参数(总量、注射速率、压力、时间)。

(5)增强扫描常规采用非离子型造影剂,如果使用离子型造影剂,需要做碘过敏试验,阴性者方可检查。建好静脉通道。

(6)常规造影剂碘含量为 300～370 mg/mL,造影剂总量为 60～100 mL(儿童按 2 mL/kg 计算),注射速率为 2.0～3.0 mL/s。

(7)设定增强扫描程序:依据造影剂通过靶器官、组织预计时间窗设定扫描时间和扫描不同时期的间隔时间及扫描方式(多采用螺旋扫描),扫描体位摆放与平扫相同。

(8)喉部扫描时间:启动机器,预备在造影剂注入后延迟 15～18 s 开始扫描。

3. 开始扫描 喉部肿瘤或血管性病变需做增强扫描,造影剂总量为 50～60 mL,静脉注射速率为 2.5～3.0 mL/s,延迟扫描时间为 20～25 s。

4. 扫描结束 观察图像达到诊断要求后,从机架内退出被检者,被检者安全离开检查室;CT 增强扫描后,叮嘱被检者按压针孔、多饮水,以利于造影剂及时代谢。

5. 图像后处理及存储

(1)依顺序和要求摄取定位像、平扫或平扫+增强扫描图像及重建图像。

(2)重建算法:使用标准算法或按临床要求使用其他重建算法。

(3)平扫窗宽、窗位:①骨窗用于观察骨结构,窗宽 1000～1600 Hu,窗位 250～500 Hu(图 2-2-4、图 2-2-5)。②软组织窗用于观察软组织(如怀疑脑桥小脑三角肿瘤),窗宽 200～400 Hu,窗位 30～50 Hu。

(4)根据病变情况加照病变部位相应的冠状面及矢状面(图 2-2-6)。

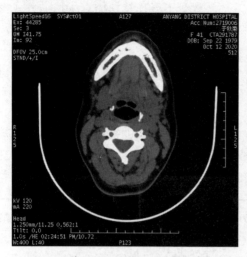

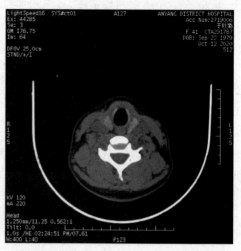

图 2-2-4　喉部舌骨 CT 片　　　　　　图 2-2-5　喉部环状软骨 CT 片

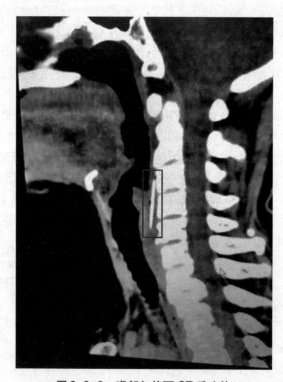

图 2-2-6　喉部矢状面 CT 重建片

　　(5)如需照片,将图像按诊断要求进行测量、标注后,按设备程序进行排版,调整好图片大小及位置,点击"照片"按键把编排好的图像传输至照片设备,完成图像摄片。照取增强 CT 片若干张(根据情况而定),测量病变大小,标记平扫及增强病灶 CT 值(包括动脉期、静脉期、延迟期),片子照好后送诊断室出具诊断报告。

（6）告诉被检者取 CT 诊断报告的时间及地点。

6.记录　将各种扫描技术参数记录在表 2-2-2。

表 2-2-2　实训记录表

扫描部位	扫描范围	扫描方式	扫描参数	扫描层/mm	软组织窗/Hu	骨窗/Hu
				层厚：	窗宽：	窗宽：
					窗位：	窗位：
				层距：	重建算法：	重建算法：

【实训讨论】

1.喉部 CT 横断面扫描和冠状面扫描在操作技术上有何区别？

2.临床上哪些常见喉部疾病需要做增强扫描？

【练习题】

（一）简答题

1.喉部 CT 扫描的适应证有哪些？

2.喉部 CT 增强扫描的技术要点及注意事项是什么？

（二）单项选择题

1.下列关于喉部 CT 增强扫描的叙述,错误的是（　　）

　　A.增强可了解肿物与周围组织的关系

　　B.增强的目的是显示颈部大血管

　　C.增强可了解肿物与大血管的关系

　　D.增强可了解声带有无麻痹

　　E.增强可鉴别是否是淋巴结肿大

2.喉部 CT 扫描,层厚与层距一般选择（　　）

　　A.0.5~1.0 mm,连续扫描

　　B.1.0~1.5 mm,连续扫描

　　C.2.0~3.0 mm,连续扫描

　　D.4.0~5.0 mm,连续扫描

　　E.6.0~7.0 mm,连续扫描

3.常规喉部 CT 扫描应用的窗技术是（　　）

　　A.骨窗　　　　　　　　　B.肺窗　　　　　　　　　C.软组织窗

　　D.边缘增强　　　　　　　E.骨窗+软组织窗

4.喉部横断面 CT 扫描的呼吸要求是（　　）

　　A.自然呼吸　　　　　　　B.深吸气屏气　　　　　　C.深呼气屏气

　　D.瓦式呼吸　　　　　　　E.腹式呼吸

5. 喉部 CT 扫描被检者双肩下垂的意义在于(　　　)
    A. 防止与扫描机架碰撞　　　B. 减少扫描的辐射剂量　　　C. 防止肩部伪影产生
    D. 被检者体位舒适　　　　　E. 减少颈部厚度

6. 喉咽部 CT 检查扫描范围正确的是(　　　)
    A. 从鞍底至硬腭平面
    B. 从硬腭至会厌游离缘
    C. 从舌骨平面至环状软骨下缘
    D. 从舌骨平面至环状软骨下 1 cm
    E. 从硬腭至蝶窦

7. 下列不属于喉部 CT 扫描技术的是(　　　)
    A. 被检者取仰卧位,颈部与床面平行
    B. 使用喉部正位定位像
    C. 喉部常规检查,一般以横断位螺旋扫描为主
    D. 层厚与层距用 3 ~ 5 mm
    E. 扫描范围从舌骨平面至环状软骨下缘

答案:1. D　2. C　3. C　4. A　5. C　6. C　7. B

胸部 CT 扫描

实训任务　胸部 CT 扫描

【知识目标】

1. 熟悉 CT 设备构造。

2. 掌握 CT 体层扫描基本原理和胸部断层影像解剖。

3. 了解胸部常见疾病 CT 影像学表现,能准确辨认胸部 CT 各组织断层影像。

【能力目标】

1. 掌握 CT 机的基本操作程序及操作注意事项。掌握胸部 CT 平扫和常规增强扫描的体位、操作要点和基本操作技能。

2. 熟悉基本的 CT 图像重建及重组技术。

【素质目标】

1. 掌握系统、规范的操作标准,爱护仪器、设备。

2. 培养严谨认真的工作作风和良好的工作习惯。

3. 培养良好的医德医风和团队协作精神。

4. 培养学生用实事求是的科学态度观察、分析和解决问题的能力;用理论联系实践的方法学习后续课程。

【实训目的】

通过本次实训,学生能掌握 CT 机基本操作规程、图像处理方法和注意事项,能进行胸部 CT 平扫和常规增强扫描的基本操作。

【实训原理】

1. 原理　CT 是用 X 射线束(高度准直)对人体检查部位一定厚度的层面进行扫描,

43

由探测器接收、测定透过该层面的 X 射线量,转变为可见光后,由光电转换器转变为电信号,再经模/数转换器转为数字信号,输入计算机处理,得到该层面各单位容积(体素)的 X 射线吸收值,后经数/模转换器转换成 CT 图像;再摄于图像胶片或以数字信号存储于其他介质并实现远程数字传输,以备教学、科研、会诊等之用。

2.平扫 平扫是指不用造影剂增强组织密度差别所进行的扫描。胸部 CT 平扫常规采用横断面扫描。

3.增强扫描 增强扫描常指经静脉注射含碘造影剂的扫描。造影剂进入体内后在各部位的数量和分布,常依血运多少和病变内部结构(主要为血管结构)的特点呈现一定的密度和(或)形态差异,增加了病变组织与周围组织的对比分辨率。依据病变组织强化特点,提高 CT 对胸部疾病的诊断准确率。

【实训设备】

CT 机(或仿真 CT、CT 虚拟操作软件);高压注射器;激光相机;激光胶片;PACS 系统;观片灯。

【实训步骤】

(一)胸部 CT 平扫设备的准备

1.开机 打开总电源开关、稳压电源开关、CT 控制台电源开关,观察电压值。

2.设备自检 注意自检过程异常提示,要求认真记录,以便调整。

3.球管加温 目的主要是使一段时间不使用、冷却的球管逐渐升温,避免过冷和突然过热的情况出现,以起到保护球管的作用。该训练程序由于 CT 机生产厂商和 CT 机型号的差别有所不同。

4.空气校准 认真记录异常提示,以便调整。

(二)被检者准备

1.热情接待被检者;认真阅读 CT 检查申请单;核对被检者信息(如姓名、性别、年龄、病史、检查部位等);明确检查目的和要求。

2.认真耐心做好解释工作,态度和蔼,做好医患沟通,以消除被检者的紧张心理,取得被检者最佳合作。

3.做 CT 检查的被检者检查前应更衣,换 CT 室专用鞋,避免将灰尘带入 CT 室而影响机器的正常运行。陪伴被检者进入 CT 室的家属亦应换鞋。检查前,应对 CT 室内的被检者及其家属做好相应的防护准备,尽量减少辐射损害。

4.去除胸部检查部位的高密度类或金属(饰)物品,如钥匙、钱币和含有金属物质的纽扣等,尽量减少射线硬化伪影的产生。

5.扫描前做好必要的呼吸训练,如根据呼吸的指令或指示灯有规律地呼吸,以免产生呼吸及运动伪影。

6.对增强扫描者,按造影剂使用要求进行增强造影检查前的必要沟通并做好知情同意书签字记录后,再进行过敏试验并备好急救药品、物品;合理选择高压注射器械和穿刺针及注射部位,确定合适的注射总量及注射速率。过敏试验方法:依据所用造影剂类型,抽 1 mL 相应的造影剂,静脉注射,观察 15 min 有无过敏反应,阴性者方可做增强扫描。

7.对婴幼儿、外伤、意识不清及躁动不安的被检者,可根据情况给予镇静剂或麻醉药及必要的肢体固定,以减少运动伪影和确保扫描层面的准确性,保证获得的图像符合诊断要求。

(三)检查方法及扫描参数

1.胸部CT平扫(横断面扫描)

(1)输入被检者信息及检查部位和扫描程序,被检者姓名、ID编号、性别、年龄、部位等。

(2)横断面扫描体位:被检者仰卧于扫描床上,头枕于头托上,两臂自然弯曲并置于头部两侧,矢状定位线与人体正中线重合,水平定位线平颈静脉切迹,冠状定位线平腋中线。

(3)呼吸方式:扫描时被检者在深吸气末或平静吸气时屏气。

(4)扫描定位:(利用机器所带的定位标志线定位,不同机器标志线略有差别)矢状定位线与人体正中线重合,水平定位线平颈静脉切迹,冠状定位线平腋中线。

(5)依据检查要求选择扫描程序:①摄取胸部正位定位片。②定扫描定位基准线:颈静脉切迹。③预定扫描范围:从胸廓上口至肺下界连续扫描。④扫描方式:横断面(轴位)连续平扫(单层扫描或连续螺旋扫描)。⑤扫描层厚:5~10 mm(MSCT更薄)。⑥扫描层距:5~10 mm(MSCT更薄)。⑦病灶较小时,可根据具体情况采用更薄层厚扫描或加扫或补扫。

(6)扫描参数:主要包括层厚、层距、管电压、管电流、重建算法、显示野(FOV)。根据CT机型内预设定或重新修改参数。

2.胸部CT增强扫描

(1)检查前详细阅读CT检查申请单,或参考前期CT检查,明确检查目的。

(2)耐心做好说明、解释工作,确保被检者合作和配合。

(3)备好防止过敏反应发生的急救药品及相关抢救物品,并检查器材是否完好。

(4)连接好高压注射装置,预先设定注射造影剂各项参数(总量、注射速率、压力、时间)。

(5)常规造影剂碘含量为300~350 mg/mL,造影剂总量为1.5~3.0 mg/kg,注射速率为2~3 mL/s。

(6)设定增强扫描程序:依据造影剂通过靶器官、组织预计时间窗设定扫描时间和扫描不同时期的间隔时间及扫描方式(多采用螺旋扫描),扫描体位摆放与平扫相同。

(7)呼吸方式:扫描时被检者在深吸气末或平静吸气时屏气。

(8)胸部扫描时间:启动机器,预备在注射造影剂后20~30 s做动脉期扫描,45~55 s做静脉期扫描。

(9)按照预先定位,开始对靶部位进行设计性扫描,必要时增加延迟扫描。

3.扫描结束　观察图像达到诊断要求后,从机架内退出被检者,被检者安全离开检查室。

4.图像后处理及存储

(1)依顺序和要求摄取定位像、平扫或平扫+增强扫描图像及重建图像(图2-3-1)。

（2）重建算法：使用标准算法或按临床要求使用其他重建算法。

（3）平扫窗宽、窗位：肺窗，窗宽1000～1350 Hu，窗位-600～-350 Hu（图2-3-2）。纵隔窗，窗宽250～350 Hu（图2-3-3），窗位40～60 Hu。

（4）将扫描图像传输至PACS系统存储。

（5）如需照片，将图像按诊断要求进行测量、标注后，按设备程序进行排版，调整好图片大小及位置，点击"照片"按键把编排好的图像传输至照片设备，完成图像摄片，打印出片。

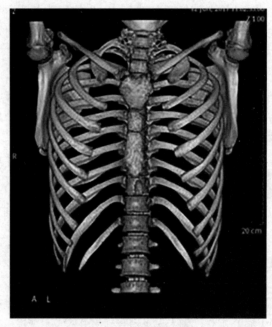

图2-3-1　肋骨CT重建片

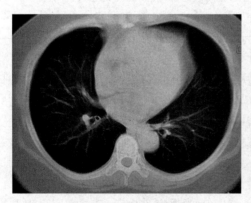

图2-3-2　胸部CT肺窗

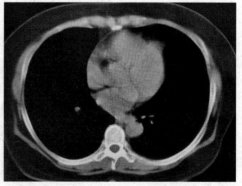

图2-3-3　胸部CT纵隔窗

5. 记录　将各种扫描技术参数记录在表2-3-1。

表2-3-1　实训记录表

扫描部位	扫描范围	扫描方式	扫描参数	扫描层/mm	肺窗/Hu	纵隔窗/Hu
				层厚:	窗宽:	窗宽:
					窗位:	窗位:
				层距:	重建算法:	重建算法:

【实训讨论】

1. 胸部CT扫描操作基本步骤有哪些?

2. 胸部CT扫描肺窗和纵隔窗的意义是什么?

【练习题】

(一)简答题

1. 为控制部分容积效应,应采取哪种操作技术?

2. 胸部CT增强扫描的技术要点及注意事项是什么?

(二)单项选择题

1. 下列对CT专用术语的解释,错误的是( )

　　A. 扫描架的顶部向床面头侧所指方向倾倒称正角倾斜

　　B. X射线管围绕人体左右旋转扫描称矢状位扫描

　　C. 当扫描床面向床的头侧所指方向运行时称进床

　　D. 头先进与足先进是由被检者躺的方向决定的

　　E. 凡球管处于水平位的定位扫描称侧位定位扫描,与体位无关

2. 下列有关CT检查防护的叙述,错误的是( )

　　A. CT检查比较安全但不等于没有损伤

　　B. 生物效应是造成X射线对人体损伤的根本

　　C. 随机和非随机效应均属辐射生物效应

　　D. 随机效应存在剂量的阈值

　　E. 重点防止非随机效应,限制随机效应

3. 胸部CT扫描时,被检者最佳状态应是( )

　　A. 深呼气后屏气扫描　　　B. 深吸气后屏气扫描　　　C. 捏揣被检者鼻口扫描

　　D. 平静口式呼吸扫描　　　E. 腹式呼吸扫描

4. 胸部CT扫描时,被检者确实屏气困难,最好的措施是( )

　　A. 给被检者做手势指令　　B. 捏揣被检者鼻口　　　C. 令被检者口式呼吸

　　D. 令被检者腹式呼吸　　　E. 增大管电流,缩短曝光时间

5. 胸部CT扫描时,被检者常规为仰卧位,需同时采用俯卧位的是( )

A. 肺癌的分期诊断　　　　B. 观察肺内肿物形态　　　C. 测量肺内病变大小

D. 了解胸腔积液流动性　　E. 观察肺弥漫性病变

6. 不需要做胸部 CT 增强扫描的是(　　　)

A. 明确分辨纵隔结构时

B. 确定大气管有无狭窄时

C. 区分纵隔肿物与大血管时

D. 肿块合并肺不张时

E. 分析复杂的大血管畸形时

7. 不属于高分辨率 CT 扫描技术特点的是(　　　)

A. 具有极好的空间分辨率

B. 与肺功能检查有更好的相关性

C. 扫描层多、层薄、条件大

D. 完全可替代常规 CT

E. 不需要造影增强

8. 胸部 CT 扫描,肺窗选择是(　　　)

A. 窗宽 300～500 Hu,窗位 30～50 Hu

B. 窗宽 500～1000 Hu,窗位–200～–100 Hu

C. 窗宽 1000～2000 Hu,窗位–400～–200 Hu

D. 窗宽 1000～2000 Hu,窗位–500～–400 Hu

E. 窗宽 1000～2000 Hu,窗位–800～–500 Hu

9. X 射线球管围绕人体腹背轴(前后轴)旋转的扫描方式称为(　　　)

A. 横断面扫描　　　　　　B. 冠状位扫描　　　　　C. 矢状位扫描

D. 正位定位扫描　　　　　E. 侧位定位扫描

10. CT 检查防护措施中,属于临床医生必须执行的是(　　　)

A. 关好铅防护门　　　　　B. 让被检者穿好防护用品　　C. 辐射实践的正当化

D. 扫描中的最优化　　　　E. 指导被检者

11. 决定空间分辨率的主要因素是(　　　)

A. 扫描方式　　　　　　　B. 有效视野　　　　　　C. 重建矩阵

D. 显示矩阵　　　　　　　E. 探测器数目

12. 放射状伪影多见于(　　　)

A. 被检者的随意运动

B. 被检者的不随意运动

C. 被检者体内外有高密度结构

D. 采集系统故障

E. 图像重建故障

答案:1. E　2. D　3. B　4. E　5. D　6. B　7. D　8. E　9. B　10. C　11. C　12. C

腹部和盆腔 CT 扫描

实训任务一 腹部 CT 扫描

【知识目标】

1.熟悉 CT 设备构造。

2.掌握 CT 体层扫描基本原理和腹部断层影像解剖。

3.了解腹部常见疾病 CT 影像学表现,能准确辨认腹部 CT 各组织断层影像。

【能力目标】

1.掌握 CT 机的基本操作程序及操作注意事项。掌握腹部 CT 平扫和常规增强扫描的体位、操作要点和基本操作技能。

2.熟悉基本的 CT 图像重建及重组技术。

【素质目标】

1.掌握系统、规范的操作标准,爱护仪器、设备。

2.培养严谨认真的工作作风和良好的工作习惯。

3.培养良好的医德医风和团队协作精神。

4.培养学生用实事求是的科学态度观察、分析和解决问题的能力;用理论联系实践的方法学习后续课程。

【实训目的】

通过本次实训,学生能掌握 CT 机基本操作规程、图像处理方法和注意事项,能进行腹部 CT 平扫和常规增强扫描的基本操作。

【实训原理】

1.原理 CT 是用 X 射线束(高度准直)对人体检查部位一定厚度的层面进行扫描,

由探测器接收、测定透过该层面的 X 射线量,转变为可见光后,由光电转换器转变为电信号,再经模/数转换器转为数字信号,输入计算机处理,得到该层面各单位容积(体素)的 X 射线吸收值,后经数/模转换器转换成 CT 图像;再摄于图像胶片或以数字信号存储于其他介质并实现远程数字传输,以备教学、科研、会诊等之用。

2. 平扫 平扫是指不用造影剂增强组织密度差别所进行的扫描。CT 腹部平扫常规采用横断面扫描。

3. 增强扫描 增强扫描常指经静脉注射含碘造影剂的扫描。造影剂进入体内后在各部位的数量和分布,常依血运多少和病变内部结构(主要为血管结构)的特点呈现一定的密度和(或)形态差异,增加了病变组织与周围组织的对比分辨率。依据病变组织强化特点,提高 CT 对腹部疾病的诊断准确率。

【实训设备】

CT 机(或仿真 CT、CT 虚拟操作软件);高压注射器;激光相机;激光胶片;PACS 系统;观片灯。

【实训步骤】

(一)腹部 CT 平扫设备的准备

1. 开机 打开总电源开关、稳压电源开关、CT 控制台电源开关,观察电压值。

2. 设备自检 注意自检过程异常提示,要求认真记录,以便调整。

3. 球管加温 目的主要是使一段时间不使用、冷却的球管逐渐升温,避免过冷和突然过热的情况出现,以起到保护球管的作用。该训练程序由于 CT 机生产厂商和 CT 机型号的差别有所不同。

4. 空气校准 认真记录异常提示,以便调整。

(二)被检者准备

1. 检查前应尽可能食用少渣饮食,尤其不能服用含有金属的药品。

2. 检查前 1 周内,做过食管、胃肠钡剂造影和钡剂灌肠的被检者不能做腹部 CT 扫描,以避免肠腔内遗留的钡剂影响 CT 扫描。

3. 临床怀疑肝脏外胆管结石或输尿管结石的被检者不宜口服阳性造影剂,以防漏诊。

4. 检查当日禁食 4~6 h,检查前 15~120 min 口服阳性造影剂 500 mL,检查前即刻再口服 300~500 mL。

5. 检查肝脏、胰腺、脾时,扫描前 15 min 口服造影剂;检查肾、肾上腺时,提前 20~30 min 口服造影剂;检查腹膜后及肠道时,提前 60~120 min 口服造影剂。

6. 胃肠道内充盈造影剂,易于与肠道外组织分清,如血管断面、淋巴结、肿瘤等,避免误诊及漏诊;另外,胃肠道造影剂还可以扩张胃肠道,拉伸胃肠壁组织,易于显示胃肠道病变。

（三）检查方法及扫描参数

1. 腹部 CT 平扫（横断面扫描）

（1）输入被检者信息及检查部位和扫描程序,如被检者姓名、ID 编号、性别、年龄、部位等。

（2）横断面扫描体位:被检者取仰卧位,身体置于检查床中间,双臂上举抱头。

（3）扫描定位:腹部范围大、脏器多,在 CT 扫描前,应根据临床的要求和 CT 机性能,对检查部位进行准确的定位。①肝脏、胆囊、脾扫描范围是从膈顶开始扫至肝脏右叶下缘,脾大者应扫完全脾。②胰腺扫描范围自肝门向下扫至肾门水平,钩突显示完为止。但胰腺癌的扫描上缘应至膈顶,下缘应视淋巴结范围而定,一般应扫描至肾下极平面。急性胰腺炎上缘包括下胸部有助于观察有无胸腔积液,层厚、层距应为 5 mm,无间距逐层扫描。③肾扫描范围自肾上腺区开始扫至肾下极下缘。④肾上腺扫描范围自第 11 胸椎椎体扫描至左肾门水平,但临床高度怀疑嗜铬细胞瘤而肾上腺未发现病变时,应扫描全腹部。层厚与层距为 3 ~ 5 mm,无间距逐层扫描。⑤胃和十二指肠扫描范围自膈顶扫至脐部,部分被检者视需要可扫描至盆腔。⑥小肠检查时病变部位明确的可做病变部位扫描,病变部位不明确时应做全腹扫描。⑦腹膜腔和腹膜后病变扫描范围根据病变所在的部位可分别做上、中、下腹部扫描,病变部位不确定时则自剑突开始向下扫至髂峰水平。

（4）依据检查要求选择扫描程序:①摄取腹部正位定位片。②根据检查器官预定扫描范围。③扫描方式:横断面（轴位）连续螺旋扫描。④扫描层厚:肝、脾、肾 5 ~ 10 mm（MSCT 更薄）;胆囊、胰腺 2 ~ 3 mm;肾上腺 1 ~ 2 mm。⑤扫描层距:肝、脾、肾 5 ~ 10 mm;胆囊、胰腺 2 ~ 3 mm;肾上腺 1 ~ 2 mm。⑥若螺旋扫描时一个部位扫描时间超过 25 s,可划分为两个稍重叠的范围,间隔 5 ~ 10 s 让被检者呼吸后,再进行第二个范围扫描,以免屏气不佳造成伪影（图 2-4-1）。

（5）扫描参数:主要包括层厚、层距、管电压、管电流、重建算法、显示野（FOV）。根据 CT 机型内预设定或重新修改参数。

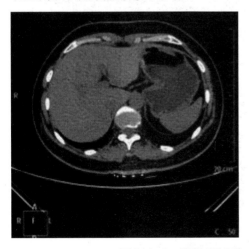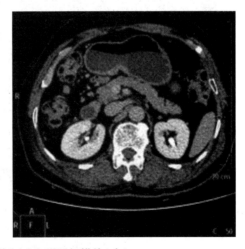

图 2-4-1　腹部 CT 平扫片（左）和增强扫描片（右）

2. 腹部 CT 增强扫描

（1）检查前详细阅读 CT 检查申请单，或参考前期 CT 检查，明确检查目的。

（2）耐心做好说明、解释工作，确保被检者合作和配合。

（3）备好防止过敏反应发生的急救药品及相关抢救物品，并检查器材是否完好。

（4）连接好高压注射装置，预先设定注射造影剂各项参数（总量、注射速率、压力、时间）。

（5）造影剂总量为 60～100 mL，注射速率为 2.5～4.0 mL/s。

（6）设定增强扫描程序：依据造影剂通过靶器官、组织预计时间窗设定扫描时间和扫描不同时期的间隔时间及扫描方式（多采用螺旋扫描），扫描体位摆放与平扫相同。

（7）肝脏扫描时间：肝脏 CT 增强扫描通常为 3 期，即动脉期、门静脉脉期和平衡期。在肝脏平扫基础上，设置增强扫描各期的扫描范围与扫描参数，扫描条件与平扫相同。①动脉期：造影剂注射后 25～30 s 让被检者屏气，开始全肝脏螺旋连续扫描。根据肝脏的大小，扫描时间为 5～10 s。一般肝脏动脉期的持续时间为 10～33 s。扫完肝脏动脉期后，让被检者恢复呼吸。②门静脉期：造影剂注射后 60～70 s 让被检者再次屏气进行全肝脏的第 2 次螺旋连续扫描，即肝脏门静脉期扫描，扫描结束后让被检者恢复呼吸。③平衡期：造影剂注射后 120～150 s 进行全肝脏扫描，即肝脏平衡期或实质期扫描，此时造影剂在血管内外均衡分布，肝脏内血管影消失。若有需要，可加做延迟期扫描，延迟时间一般为 5～15 min（图 2-4-2）。

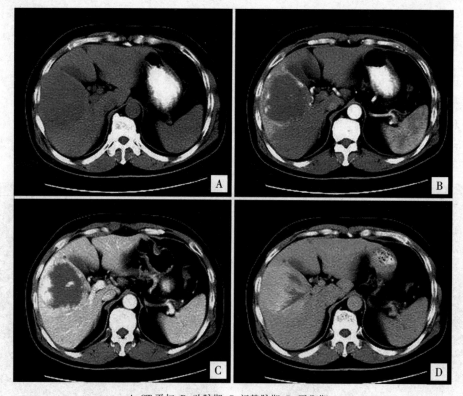

A. CT 平扫；B. 动脉期；C. 门静脉期；D. 平衡期。

图 2-4-2　肝脏肿瘤 CT 平扫与增强扫描片

(8)胰腺扫描时间:胰腺疾病的 CT 增强扫描多进行双期扫描,其扫描时间与肝脏的动脉期和门静脉期的时间相同,称为胰腺的动脉期和实质期增强扫描。

(9)肾扫描时间:在平扫基础上设置好肾增强扫描各期的扫描范围,扫描参数与平扫相同。一般肾的增强扫描包括 3 期:①肾皮质期,是指造影剂注射后 25 ~ 30 s 让被检者屏气后进行的第一次扫描,扫完肾皮质期让被检者恢复呼吸。②肾实质期,是指造影剂注射后 70 ~ 120 s 让被检者屏气进行的第二次扫描。③肾排泄期或肾盂期,是指造影剂注射后 5 ~ 10 min 进行的第三次扫描,其作用是了解肾的排泄功能和协助肾盂、肾盏病变的诊断。

3.扫描结束　观察图像达到诊断要求后,从机架内退出被检者,被检者安全离开检查室。

4.图像后处理及存储

(1)依顺序和要求摄取定位像、平扫或平扫+增强扫描图像及重建图像。

(2)重建算法:使用标准算法或按临床要求使用其他重建算法。

(3)平扫窗宽、窗位:肝脏,窗宽 180 ~ 250 Hu,窗位 30 ~ 60 Hu;胰腺,窗宽 250 ~ 350 Hu,窗位 35 ~ 50 Hu;肾,窗宽 250 ~ 350 Hu,窗位 35 ~ 45 Hu。

(4)将扫描图像传输至 PACS 系统存储。

(5)如需照片,将图像按诊断要求进行测量、标注后,按设备程序进行排版,调整好图片大小及位置,点击"照片"按键把编排好的图像传输至照片设备,完成图像摄片,打印出片。

5.记录　将各种扫描技术参数记录在表 2-4-1。

表 2-4-1　实训记录表

扫描部位	扫描范围	扫描方式	扫描参数	扫描层/mm	肝脏/Hu	肾/Hu
肝脏				层厚:	窗宽:	窗宽:
					窗位:	窗位:
				层距:	重建算法:	重建算法:
胰腺				层厚:	窗宽:	窗宽:
					窗位:	窗位:
				层距:	重建算法:	重建算法:
肾				层厚:	窗宽:	窗宽:
					窗位:	窗位:
				层距:	重建算法:	重建算法:

【实训讨论】

1. 腹部 CT 检查前要做哪些胃肠准备?

2. 临床上哪些常见腹部疾病需要做增强扫描?

【练习题】

(一)简答题

1. 腹部不同部位病变该如何选择 CT 扫描方式?

2. 总结肝脏多期增强扫描要点。

(二)单项选择题

1. 腹部扫描前准备不包括(　　　)

   A. 检查前不能服用含金属药品

   B. 空腹

   C. 应携带其他影像学检查结果

   D. CT 增强扫描被检者可不做碘过敏试验

   E. 口服 1.2% 的泛影葡胺

2. 下列关于腹部 CT 检查技术的叙述,错误的是(　　　)

   A. 被检者取仰卧位,也可根据观察部位的需要采用侧卧或俯卧位

   B. 一般摄取一个正位定位像

   C. 肝和脾以膈顶为扫描基线

   D. 腹部 CT 扫描采用高分辨率模式

   E. 检查前应适当口服清水或低浓度造影剂

3. 下列哪项不是腹部 CT 检查的局限性(　　　)

   A. 价格贵　　　　　　　　　B. 对腹部实质性脏器疾病的判断困难

   C. 辐射剂量大　　　　　　　D. CT 增强扫描有肾毒性和过敏反应

   E. 体型较大或体表有医疗器具者,检查困难

4. 下列关于腹部 CT 扫描技术的描述,错误的是(　　　)

   A. 腹部 CT 扫描可以观察有无腹部肿瘤及腹腔的淋巴结转移

   B. 检查当日空腹

   C. 腹部肝、脾、胰腺、肾通常采用三期扫描

   D. 腹部 CT 血管造影通常用于腹主动脉及其大分支的血管成像

   E. 肾上腺一般用软组织窗观看,窗宽 200 ~ 300 Hu,窗位 30 ~ 50 Hu

5. 下列关于胰腺普通横断面扫描层厚的说法,正确的是(　　　)

   A. 6 ~ 10 mm　　　　　　　B. 5 mm　　　　　　　　C. 10 mm

   D. 1 ~ 2 mm　　　　　　　　E. 6 mm

6. 腹部 CT 扫描技术不包括(　　　)

   A. 常规扫描,被检者取仰卧位,头先进

   B. 定位像为正位定位像

   C. 肝和脾以膈顶为扫描基线

D.腹膜后腔以肾门为扫描基线

E.肾和肾上腺以肾上极为扫描基线

7.腹部 CT 扫描的准备不包括(　　)

　　A.少渣饮食　　　　　　　B.消化道钡剂　　　　　　C.携带临床资料

　　D.碘过敏试验　　　　　　E.去除扫描部位的金属物品

8.肝血管瘤的 CT 增强表现为(　　)

　　A.早出晚归　　　　　　　B.快进快出　　　　　　　C.快进慢出

　　D.边缘强化　　　　　　　E.中心先强化

9.肾脏 CT 扫描,必须增强的是(　　)

　　A.肾出血　　　　　　　　B.肾结石　　　　　　　　C.肾钙化

　　D.肾占位性病变　　　　　E 肾周围血肿

10.典型肝脏血管瘤 CT 增强特征是(　　)

　　A.动脉期明显强化,门静脉期呈低密度

　　B.动脉期明显强化,实质期呈低密度

　　C.动脉期病灶周边强化,延迟后逐渐呈等密度

　　D.病灶呈渐进性持续强化

　　E.动脉期病灶中心强化,延迟后逐渐呈等密度

答案:1.D　2.D　3.B　4.C　5.B　6.D　7.B　8.A　9.D　10.C

实训任务二　　盆腔 CT 扫描

【知识目标】

1.熟悉 CT 设备构造。

2.掌握 CT 体层扫描基本原理和盆腔断层影像解剖。

3.了解盆腔常见疾病 CT 影像学表现,能准确辨认盆腔 CT 各组织断层影像。

【能力目标】

1.掌握 CT 机的基本操作程序及操作注意事项。掌握盆腔 CT 平扫和常规增强扫描
的体位、操作要点和基本操作技能。

2.熟悉基本的 CT 图像重建及重组技术。

【素质目标】

1.掌握系统、规范的操作标准,爱护仪器、设备。

2.培养严谨认真的工作作风和良好的工作习惯。

3.培养良好的医德医风和团队协作精神。

4.培养学生用实事求是的科学态度观察、分析和解决问题的能力;用理论联系实践

的方法学习后续课程。

【实训目的】

通过本次实训,学生能掌握 CT 机基本操作规程、图像处理方法和注意事项,能进行盆腔 CT 平扫和常规增强扫描的基本操作。

【实训原理】

1.原理 CT 是用 X 射线束(高度准直)对人体检查部位一定厚度的层面进行扫描,由探测器接收、测定透过该层面的 X 射线量,转变为可见光后,由光电转换器转变为电信号,再经模/数转换器转为数字信号,输入计算机处理,得到该层面各单位容积(体素)的 X 射线吸收值,后经数/模转换器转换成 CT 图像;再摄于图像胶片或以数字信号存储于其他介质并实现远程数字传输,以备教学、科研、会诊等之用。

2.平扫 平扫是指不用造影剂增强组织密度差别所进行的扫描。CT 盆腔平扫常规采用横断面扫描。

3.增强扫描 增强扫描常指经静脉注射含碘造影剂的扫描。造影剂进入体内后在各部位的数量和分布,常依赖血运多少及病变内部结构(主要为血管结构)的特点呈现一定的密度和(或)形态差异,增加了病变组织与周围组织的对比分辨率。依据病变组织强化特点,提高 CT 对盆腔疾病的诊断准确率。

【实训设备】

CT 机(或仿真 CT、CT 虚拟操作软件);高压注射器;激光相机;激光胶片;PACS 系统;观片灯。

【实训步骤】

(一)盆腔 CT 平扫设备的准备

1.开机 打开总电源开关、稳压电源开关、CT 控制台电源开关,观察电压值。

2.设备自检 注意自检过程异常提示,要求认真记录,以便调整。

3.球管加温 目的主要是使一段时间不使用、冷却的球管逐渐升温,避免过冷和突然过热的情况出现,以起到保护球管的作用。该训练程序由于 CT 机生产厂商和 CT 机型号的差别有所不同。

4.空气校准 认真记录异常提示,以便调整。

(二)被检者准备

1.检查前应尽可能食用少渣饮食,尤其不能服用含有金属的药品。

2.检查前 1 周内,做过食管、胃肠钡剂造影和钡剂灌肠的被检者不能做腹部 CT 扫描,以避免肠腔内遗留的钡剂影响 CT 扫描。

3.检查前一晚,应口服 1% ~2% 阳性造影剂 1000 mL,每间隔 1 h 服用 250 mL,使小肠、结肠充盈。

4.也可在检查前行保留灌肠,使盆腔内的小肠、直肠和乙状结肠显影。

5.同一被检者,口服造影剂和保留灌肠的造影剂最好一致。

6.行膀胱 CT 扫描者,还应在检查前大量饮水、憋尿使膀胱充盈。

（三）检查方法及扫描参数

1. 盆腔 CT 平扫（横断面扫描）

（1）输入被检者信息及检查部位和扫描程序,如被检者姓名、ID 编号、性别、年龄、部位等。

（2）横断面扫描体位:被检者取仰卧位,身体置于检查床中间,双臂上举,头先进。由于盆腔器官较少运动,很少受呼吸运动的影响,不需要训练被检者屏气,扫描时请被检者平静呼吸即可。

（3）扫描定位:①先扫描获取正位定位像以确定扫描范围。盆腔扫描范围自耻骨联合下缘至髂前上棘,如果病变很大,则相应增加扫描范围,直至扫完病变为止。显示野（FOV）为 300～400 mm,层厚 5～10 mm,检查精囊和前列腺时可选层厚 3～5 mm。②有时为了确定膀胱内息肉样病灶的基部,鉴别膀胱肿瘤、结石、肿块,以及为获得更多盆腔内器官间复杂解剖关系的资料,可加做俯卧位扫描。③发现病变或必要时可行增强扫描。注射造影剂后即行扫描,此时膀胱充盈尚无造影剂,而膀胱壁或膀胱内肿瘤组织已增强,病变显示清楚,5 min 后行延迟扫描,膀胱内充盈造影剂,此时可观察膀胱内肿瘤与充盈膀胱的关系或观察到膀胱内肿瘤引起的充盈缺损。

（4）依据检查要求选择扫描程序:①摄取盆腔正位定位片。②根据检查器官预定扫描范围。③扫描方式:横断面（轴位）连续螺旋扫描。④扫描层厚:盆腔层厚 5～10 mm,精囊和前列腺层厚 3～5 mm。⑤扫描间距:盆腔 5～10 mm。⑥若螺旋扫描时一个部位扫描时间超过 25 s,可划分为两个稍重叠的范围,间隔 5～10 s 让被检者呼吸后,再进行第二个范围扫描,以免屏气不佳造成伪影。

（5）扫描参数:主要包括层厚、层距、管电压、管电流、重建算法、FOV。根据 CT 机型内预设定或重新修改参数。

2. 盆腔 CT 增强扫描

（1）检查前详细阅读 CT 检查申请单,或参考前期 CT 检查,明确检查目的。

（2）耐心做好说明、解释工作,确保被检者合作和配合。

（3）备好防止过敏反应发生的急救药品及相关抢救物品,并检查器材是否完好。

（4）连接好高压注射装置,预先设定注射造影剂各项参数（总量、注射速率、压力、时间）。

（5）造影剂总量为 80～100 mL,注射速率为 2～3 mL/s。

（6）设定增强扫描程序:依据造影剂通过靶器官、组织预计时间窗设定扫描时间和扫描不同时期的间隔时间及扫描方式（多采用螺旋扫描）,扫描体位摆放与平扫相同。

（7）盆腔扫描时间:启动机器,预备在注射造影剂 60～80 mL 后开始连续扫描（扫描周期为 8～10 s）,必要时可延长扫描,以利于鉴别诊断。

3. 扫描结束　观察图像达到诊断要求后,从机架内退出被检者,被检者安全离开检查室。

4. 图像后处理及存储。

（1）依顺序和要求摄取定位像、平扫（图 2-4-3）或平扫+增强扫描图像（图 2-4-4）及重建图像（图 2-4-5）。

（2）重建算法：使用标准算法或按临床要求使用其他重建算法。

（3）平扫窗宽、窗位：图像显示采用软组织窗，窗宽 300～400 Hu，窗位 30～50 Hu。

（4）将扫描图像传输至 PACS 系统存储。

（5）如需照片，将图像按诊断要求进行测量、标注后，按设备程序进行排版，调整好图片大小及位置，点击"照片"按键把编排好的图像传输至照片设备，完成图像摄片，打印出片。

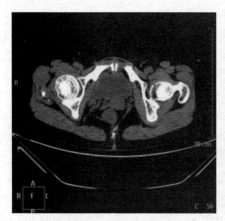
图 2-4-3　盆腔 CT 平扫片

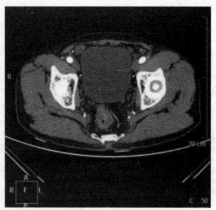
图 2-4-4　盆腔 CT 增强扫描片

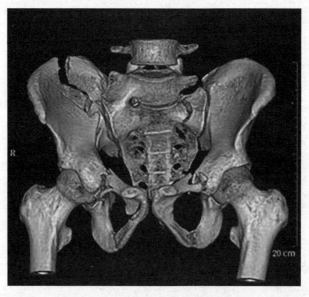
图 2-4-5　骨折患者骨盆 CT 重建片

5. 记录　将各种扫描技术参数记录在表 2-4-2。

表 2-4-2　实训记录表

扫描部位	扫描范围	扫描方式	扫描参数	扫描层/mm	脑窗/Hu	骨窗/Hu
盆腔				层厚：	窗宽：	窗宽
					窗位：	窗位：
				层距：	重建算法：	重建算法：

【实训讨论】

1.盆腔 CT 检查前要做哪些准备？

2.临床上哪些常见盆腔疾病需要做增强扫描？

【练习题】

(一)简答题

1.盆腔不同部位病变该如何选择 CT 扫描方式？

2.总结盆腔多期增强扫描要点。

(二)单项选择题

1.下列前列腺普通横断面扫描层厚正确的是(　　　)

    A.3 ~ 5 mm　　　　　　B.8 mm　　　　　　C.10 mm

    D.1 ~ 2 mm　　　　　　E.6 mm

2.下列盆腔 CT 检查扫描技术参数正确的是(　　　)

    A.仰卧,足先进　　　　　B.侧位定位像　　　　C.标准或骨模式

    D.增强扫描团注造影剂 60 ~ 80 mL

    E.团注造影剂延迟扫描 40 ~ 45 s

3.静脉注射造影剂时,盆腔增强扫描注射速率为 1 ~ 2 mL/s,延时(开始注射造影剂至开始扫描的时间)最少应为(　　　)

    A.10 s　　　　　　　　B.20 s　　　　　　　C.60 s

    D.30 s　　　　　　　　E.40 s

4.盆腔 CT 检查时,被检者需要大量饮水直到膀胱胀满,主要目的是(　　　)

    A.观察膀胱的蓄水量

    B.与邻近的子宫区别

    C.更清楚地显示膀胱内的病变

    D.观察膀胱壁的厚度

    E.稀释从肾排泄的造影剂

5.盆腔 CT 检查时体位一般取(　　　)

    A.半坐位　　　　　　　B.仰卧位　　　　　　C.俯卧位

    D.侧卧位　　　　　　　E.站立位

  答案 1. A　2. D　3. E　4. C　5. B

脊椎和骨关节 CT 扫描

实训任务一　颈椎间盘 CT 扫描

【知识目标】

1. 熟悉 CT 设备构造。

2. 掌握 CT 体层扫描基本原理和颈椎间盘断层影像解剖。

3. 了解颈椎间盘常见疾病 CT 影像学表现，能准确辨认颈椎间盘 CT 断层影像。

【能力目标】

1. 掌握 CT 机的基本操作程序及操作注意事项。掌握颈椎间盘 CT 平扫的体位、操作要点和基本操作技能。

2. 熟悉基本的 CT 图像重建及重组技术。

【素质目标】

1. 掌握系统、规范的操作标准，爱护仪器、设备。

2. 培养严谨认真的工作作风和良好的工作习惯。

3. 培养良好的医德医风和团队协作精神。

4. 培养学生用实事求是的科学态度观察、分析和解决问题的能力；用理论联系实践的方法学习后续课程。

【实训目的】

通过本次实训，学生能掌握 CT 机基本操作规程、图像处理方法和注意事项，能进行颈椎间盘 CT 平扫及增强扫描的基本操作。

【实训原理】

1. 原理　CT 是用 X 射线束（高度准直）对人体检查部位一定厚度的层面进行扫描，

由探测器接收、测定透过该层面的 X 射线量,转变为可见光后,由光电转换器转变为电信号,再经模/数转换器转为数字信号,输入计算机处理,得到该层面各单位容积(体素)的 X 射线吸收值,后经数/模转换器转换成 CT 图像;再摄于图像胶片或以数字信号存储于其他介质并实现远程数字传输,以备教学、科研、会诊等之用。

2. 平扫　平扫是指不用造影剂增强组织密度差别所进行的扫描。CT 颈椎间盘平扫常规采用横断面非螺旋扫描或螺旋扫描,建议 16 层以上螺旋 CT 采用螺旋扫描。

【实训设备】

CT 机(或仿真 CT、CT 虚拟操作软件);激光相机;激光胶片;PACS 系统;观片灯。

【实训步骤】

(一)颈椎间盘 CT 平扫设备的准备

1. 开机　打开总电源开关、稳压电源开关、CT 控制台电源开关,观察电压值。

2. 设备自检　注意自检过程异常提示,要求认真记录,以便调整。

3. 球管加温　目的主要是使一段时间不使用、冷却的球管逐渐升温,避免过冷和突然过热的情况出现,以起到保护球管的作用。该训练程序由于 CT 机生产厂商和 CT 机型号的差别有所不同。

4. 空气校准　认真记录异常提示,以便调整。

(二)被检者准备

1. 热情接待被检者;认真阅读 CT 检查申请单;核对被检者信息(如姓名、性别、年龄、病史、检查部位等);明确检查目的和要求。

2. 认真耐心做好解释工作,态度和蔼,做好医患沟通,以消除被检者的紧张心理,取得被检者最佳合作。

3. 做 CT 检查的被检者检查前应更衣,换 CT 室专用鞋,避免将灰尘带入 CT 室而影响机器的正常运行。陪伴被检者进入 CT 室的家属亦应换鞋。检查前,应对 CT 室内的被检者及其家属做好相应的防护准备,尽量减少辐射损害。

4. 去除被检者头颈部的高密度类或金属(饰)物品,如发卡、耳环、金属类活动性义齿(假牙)等,尽量减少射线硬化伪影的产生。

5. 对婴幼儿、外伤、意识不清及躁动不安的被检者,可根据情况给予镇静剂或麻醉药及必要的肢体固定,以减少运动伪影和确保扫描层面的准确性,保证获得的图像符合诊断要求。

(三)检查方法及扫描参数

1. 颈椎间盘 CT 平扫

(1)录入被检者资料:认真审读 CT 检查申请单,核实被检者信息,了解被检者一般资料和检查目的。按步骤录入被检者的影像号、检查号、姓名、性别、出生年月等。

(2)扫描体位:首先与被检者进行沟通交流,施以人文关怀,以提高被检者的配合度。嘱被检者取仰卧位,舒适平躺于检查床上,采用头先进,下颌上抬,上肢放置于身体两侧,身体置于检查床中间保持不动,平静呼吸,并避免吞咽动作。

(3)扫描定位:(利用机器所带的定位标志线定位,不同机器标志线略有差别)定位像选取侧位,范围为外耳孔至肩部水平。水平定位线约齐颈椎椎体水平;矢状定位线与被检者正中矢状面重合;上定位线过蝶鞍区,或根据病变确定扫描范围。

(4)依据检查要求选择扫描程序:①摄取颈椎侧位定位像。②扫描方式:横断面非螺旋扫描或螺旋扫描。③定扫描定位基准线:非螺旋扫描方式,定位基准线与各椎间盘平行;螺旋扫描方式,定位基准线为颅底层面。④预定扫描范围:非螺旋扫描方式,扫描范围为全部颈椎间盘及其上下椎体终板上缘或下缘;螺旋扫描方式,扫描范围自颅底层面向下至第1胸椎体上缘。范围为外耳孔至肩部水平,或根据病变确定扫描范围。

(5)扫描参数:主要包括层厚、层距、管电压、管电流、重建算法、显示野(FOV)。根据CT机型内预设定或重新修改参数。轴位扫描或者螺旋扫描,管电压通常采用120 kV,婴幼儿可采用低管电压模式,管电流为150~300 mA,准直为0.625 mm,FOV 200 mm,螺距为0.6~1.0。

2. 开始扫描　按照预先定位,开始对靶部位进行设计性扫描。扫描过程中,操作者要密切观察被检者的情况、设备运行过程中是否有异常声响,观察每次扫描的图像,并根据需要调整扫描的范围或补扫等。颈椎外伤、退行性病变、先天畸形等一般行平扫。椎管内占位、颈椎感染性病变、肿瘤等需行增强扫描。

3. 扫描结束　观察图像达到诊断要求后,从机架内退出被检者,辅助被检者起床,被检者安全离开检查室,并告知被检者或家属领取照片和诊断报告的时间。

4. 图像后处理及存储

(1)依顺序和要求摄取定位像(图2-5-1)、平扫图像(图2-5-2)及重建图像(图2-5-3)。

(2)重建算法:使用软组织算法或按临床要求使用其他重建算法。

(3)重建参数:重建层厚0.5~1.0 mm,重建间隔1 mm,重建视野10 cm×10 cm~15 cm×15 cm。

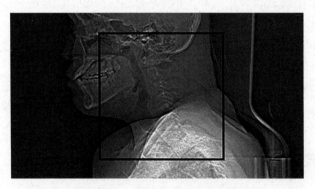

图2-5-1　颈部 CT 扫描定位像

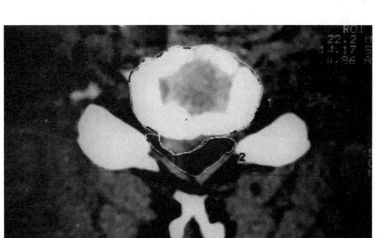

图 2-5-2　颈椎间盘突出横断面 CT 片

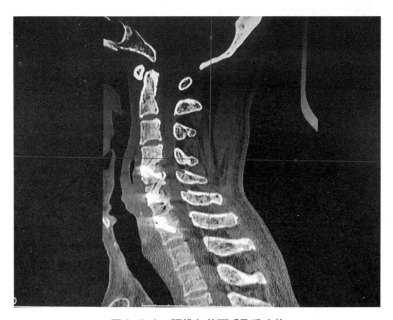

图 2-5-3　颈椎矢状面 CT 重建片

（4）平扫窗宽、窗位：软组织窗，窗宽 200～350 Hu，窗位 30～50 Hu。骨窗，窗宽 1500～2000 Hu，窗位 400～600 Hu。常规照软组织窗和骨窗，必要时适当调节窗值，以显示肌肉、血管和脂肪等组织结构。

（5）将扫描图像传输至 PACS 系统存储。

（6）如需照片，将图像按诊断要求进行测量、标注后，按设备程序进行排版，调整好图片大小及位置，点击"照片"按键把编排好的图像传输至照片设备，完成图像摄片，打印出片。

5.记录 将各种扫描技术参数记录在表2-5-1。

表2-5-1 实训记录表

扫描部位	扫描范围	扫描方式	扫描参数	扫描层/mm	软组织窗/Hu
				层厚：	窗宽：
					窗位：
				层距：	重建算法：

【实训讨论】

影响颈椎间盘CT图像质量的因素有哪些？

【练习题】

(一)简答题

1.颈椎间盘CT扫描的技术要点及注意事项有哪些？

2.颈椎CT扫描的适应证有哪些？

(二)单项选择题

1.高位颈椎外伤的最佳CT扫描参数是(　　)

　　A.层厚1~2 mm,骨窗,软组织窗

　　B.层厚5 mm,连续扫描,骨窗,软组织窗

　　C.层厚1~2 mm,连续扫描,骨窗

　　D.层厚1~2 mm,层距1~2 mm,连续扫描

　　E.层厚1~2 mm,连续扫描,骨窗,软组织窗

2.CT显示颈椎横突孔骨折,提示(　　)

　　A.重要神经损伤　　　　　　B.脊髓损伤　　　　　　C.椎动脉损伤

　　D.椎静脉损伤　　　　　　　E.无重要意义

3.寰椎骨折最佳的X射线检查体位是(　　)

　　A.颈椎正位　　　　　　　　B.颈椎侧位　　　　　　C.颈椎右前斜位

　　D.张口位和侧位　　　　　　E.颈椎左前斜位

4.颈椎间盘CT扫描的层厚、层距常规为(　　)

　　A.10 mm,10 mm　　　　　　B.8 mm,8 mm　　　　　　C.5 mm,5 mm

　　D.2~3 mm,2~3 mm　　　　　E.1 mm,1 mm

5.最容易损伤椎动脉的外伤是(　　)

　　A.腰椎骨折　　　　　　　　B.颈椎椎体骨折　　　　　C.横突孔骨折

　　D.胸椎骨折　　　　　　　　E.棘突骨折

6.正常椎间盘的CT值为(　　)

　　A.10~30 Hu　　　　　　　　B.35~40 Hu　　　　　　　C.150~200 Hu

D. 250 ~ 300 Hu　　　　　　E. 350 ~ 400 Hu

7. 颈椎横突孔基底部骨折,CT 可表现为横突孔(　　)

　A. 变小　　　　　　　　B. 增大　　　　　　　C. 分隔

　D. 完整　　　　　　　　E. 闭塞

答案:1. E　2. C　3. D　4. D　5. C　6. B　7. B

实训任务二　腰椎间盘 CT 扫描

【知识目标】

1. 熟悉 CT 设备构造。

2. 掌握 CT 体层扫描基本原理和腰椎间盘断层影像解剖。

3. 了解腰椎间盘常见疾病 CT 影像学表现,能准确辨认腰椎间盘 CT 断层影像。

【能力目标】

1. 掌握 CT 机的基本操作程序及操作注意事项。掌握腰椎间盘 CT 平扫的体位、操作要点和基本操作技能。

2. 熟悉基本的 CT 图像重建及重组技术。

【素质目标】

1. 掌握系统、规范的操作标准,爱护仪器、设备。

2. 培养严谨认真的工作作风和良好的工作习惯。

3. 培养良好的医德医风和团队协作精神。

4. 培养学生用实事求是的科学态度观察、分析和解决问题的能力;用理论联系实践的方法学习后续课程。

【实训目的】

通过本次实训,学生能掌握 CT 机基本操作规程、图像处理方法和注意事项,能进行腰椎间盘 CT 平扫及增强扫描的基本操作。

【实训原理】

1. 原理　CT 是用 X 射线束(高度准直)对人体检查部位一定厚度的层面进行扫描,由探测器接收、测定透过该层面的 X 射线量,转变为可见光后,由光电转换器转变为电信号,再经模/数转换器转为数字信号,输入计算机处理,得到该层面各单位容积(体素)的 X 射线吸收值,后经数/模转换器转换成 CT 图像;再摄于图像胶片或以数字信号存储于其他介质并实现远程数字传输,以备教学、科研、会诊等之用。

2. 平扫　平扫是指不用造影剂增强组织密度差别所进行的扫描。CT 腰椎间盘平扫常规采用横断面非螺旋扫描或螺旋扫描,建议 16 层以上螺旋 CT 采用螺旋扫描。

【实训设备】

CT 机(或仿真 CT、CT 虚拟操作软件);激光相机;激光胶片;PACS 系统;观片灯。

【实训步骤】

(一)腰椎间盘 CT 平扫设备的准备

1. 开机　打开总电源开关、稳压电源开关、CT 控制台电源开关,观察电压值。

2. 设备自检　注意自检过程异常提示,要求认真记录,以便调整。

3. 球管加温　目的主要是使一段时间不使用、冷却的球管逐渐升温,避免过冷和突然过热的情况出现,以起到保护球管的作用。该训练程序由于 CT 机生产厂商和 CT 机型号的差别有所不同。

4. 空气校准　认真记录异常提示,以便调整。

(二)被检者准备

1. 热情接待被检者;认真阅读 CT 检查申请单;核对被检者信息(如姓名、性别、年龄、病史、检查部位等);明确检查目的和要求。

2. 认真耐心做好解释工作,态度和蔼,做好医患沟通,以消除被检者的紧张心理,取得被检者最佳合作。

3. 做 CT 检查的被检者检查前应更衣,换 CT 室专用鞋,避免将灰尘带入 CT 室而影响机器的正常运行。陪伴被检者进入 CT 室的家属亦应换鞋。检查前,应对 CT 室内的被检者及其家属做好相应的防护准备,尽量减少辐射损害。

4. 去除被检者腰部的高密度类或金属(饰)物品,如腰带、钥匙等,尽量减少射线硬化伪影的产生。

5. 对婴幼儿、外伤、意识不清及躁动不安的被检者,可根据情况给予镇静剂或麻醉药及必要的肢体固定,以减少运动伪影和确保扫描层面的准确性,保证获得的图像符合诊断要求。

(三)检查方法及扫描参数

1. 腰椎间盘 CT 平扫

(1)录入被检者资料:认真审读 CT 检查申请单,核实被检者信息,了解被检者一般资料和检查目的。按步骤录入被检者的影像号、检查号、姓名、性别、出生年月等。

(2)扫描体位:首先与被检者进行沟通交流,施以人文关怀,以提高被检者的配合度。嘱被检者取仰卧位,舒适平躺于检查床上,采用头先进,身体位于检查床中间,双臂上举,最好使用专用的腿垫将被检者的双腿抬高,使腰椎的生理弧度尽量与床面平行。

(3)扫描定位:(利用机器所带的定位标志线定位,不同机器标志线略有差别)水平定位线约齐椎体水平;矢状定位线与被检者正中矢状面重合;上定位线过第 11 胸椎椎体。

(4)依据检查要求选择扫描程序:①摄取腰椎侧位定位像。②扫描方式:横断面非螺旋扫描或螺旋扫描。③定扫定位基准线:非螺旋扫描方式,定位基准线与各椎间盘平行;螺旋扫描方式,定位基准线齐第 12 胸椎椎体下缘。④预定扫描范围:非螺旋扫描方式,扫描范围为 $L_2 \sim L_3$、$L_3 \sim L_4$、$L_4 \sim L_5$、$L_5 \sim S_1$ 4 个椎间盘及其上下椎体终板上缘或下缘;螺旋扫描方式,扫描范围自第12胸椎椎体下缘向下至第1骶椎椎体上缘。

(5)扫描参数:主要包括层厚、层距、管电压、管电流、重建算法、显示野(FOV)。根据CT机型内预设定或重新修改参数。常规螺旋横断面扫描,管电压为120 kV,管电流为150~300 mA,准直为0.625 mm,FOV 200 mm,螺距为0.6~1.0。

2.开始扫描　按照预先定位,开始对靶部位进行设计性扫描。扫描过程中,操作者要密切观察被检者的情况、设备运行过程中是否有异常声响,观察每次扫描的图像,并根据需要调整扫描的范围或补扫等。腰椎外伤、退行性病变、先天畸形等一般行平扫。椎管内占位、腰椎感染性病变、肿瘤等需行增强扫描。

3.扫描结束　观察图像达到诊断要求后,从机架内退出被检者,辅助被检者起床,被检者安全离开检查室,并告知被检者或家属领取照片和诊断报告的时间。

4.图像后处理及存储

(1)依顺序和要求摄取定位像(图2-5-4)、平扫图像及重建图像(图2-5-5)。

(2)重建算法:使用软组织算法或按临床要求使用其他重建算法。

(3)重建参数:重建层厚2~3 mm,重建间隔2~3 mm,重建视野10 cm×10 cm~15 cm×15 cm。

(4)平扫窗位:软组织窗,窗宽200~350 Hu,窗位30~50 Hu。骨窗,窗宽1500~2000 Hu,窗位400~600 Hu。常规照软组织窗和骨窗,必要时适当调节窗值,以显示肌肉、血管和脂肪等组织结构。

(5)将扫描图像传输至PACS系统存储。

(6)如需照片,将图像按诊断要求进行测量、标注后,按设备程序进行排版,调整好图片大小及位置,点击"照片"按键把编排好的图像传输至照片设备,完成图像摄片,打印出片。

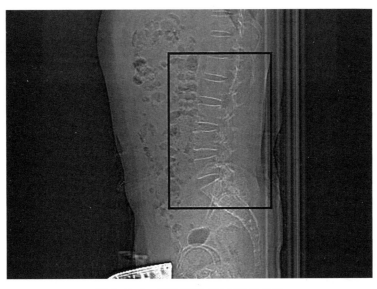

图2-5-4　腰椎间盘CT扫描定位像

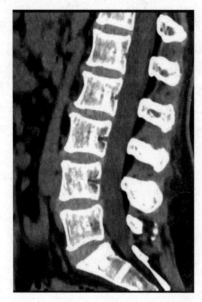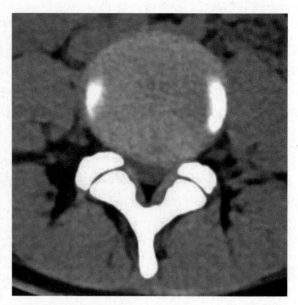

图 2-5-5　腰椎间盘矢状面(左)及横断面(右)CT 重建片

5. 记录　将各种扫描技术参数记录在表 2-5-2。

表 2-5-2　实训记录表

扫描部位	扫描范围	扫描方式	扫描参数	扫描层/mm	软组织窗/Hu	骨窗/Hu
				层厚：	窗宽：	窗宽：
					窗位：	窗位：
				层距：	重建算法：	重建算法：

【实训讨论】

1. 非螺旋扫描方式和螺旋扫描方式有什么不同？

2. 影响腰椎间盘 CT 图像质量的因素有哪些？

【练习题】

(一)简答题

1. 腰椎间盘 CT 扫描的技术要点及注意事项有哪些？

2. 腰椎 CT 扫描的适应证有哪些？

(二)单项选择题

1. 下面不能用脊柱 CT 扫描检查出来的疾病是(　　　　)

　　A. 椎管狭窄　　　　　　　　B. 椎间盘病变　　　　　　　　C. 椎骨良、恶性肿瘤

D. 脊髓灰质炎　　　　　　　　E 椎骨骨折

2. CT 的脊髓造影,其造影剂的注射方法是(　　　)

　　A. 动脉插管给药　　　　　　　B. 静脉给药

　　C. 通过口服给药　　　　　　　D. 经腰椎穿刺蛛网膜下腔给药

　　E. 通过颈动脉给药

3. 腰椎黄韧带肥厚的 CT 诊断标准是(　　　)

　　A. >3 mm　　　　　　　　　　B. >4 mm　　　　　　　　C. >5 mm

　　D. >6 mm　　　　　　　　　　E. >7 mm

4. 腰椎间盘横断面 CT 扫描前的定位像常规采用(　　　)

　　A. 正位　　　　　　　　　　　B. 侧位　　　　　　　　　C. 左前斜位

　　D. 右前斜位　　　　　　　　　E. 右后斜位

5. 下列关于脊柱 CT 扫描适应证的叙述,错误的是(　　　)

　　A. 椎骨外伤　　　　　　　　　B. 椎管肿瘤　　　　　　　C. 椎骨骨病

　　D. 椎间盘病变　　　　　　　　E. 椎管急性炎症

6. 椎体血管瘤 CT 扫描的最佳后处理方法是(　　　)

　　A. 容积再现(VR)　　　　　　B. 表面遮盖显示(SSD)　　C. 最大密度投影(MIP)

　　D. 多平面重组(MPR)　　　　E. 磁共振胰胆管成像(MRCP)

7. 脊柱骨折患者在搬运过程中最正确的体位是(　　　)

　　A. 侧卧位　　　　　　　　　　B. 仰卧屈曲位　　　　　　C. 仰卧过伸位

　　D. 俯卧过伸位　　　　　　　　E. 半坐卧位

8. CT 检查用于胸腰段骨折检查的意义不包括(　　　)

　　A. 显示椎体骨折情况

　　B. 显示有无碎骨片突入椎管内

　　C. 显示脊髓损伤情况

　　D. 计算椎管前后径压缩多少

　　E. 计算椎管横径损失多少

9. 下列关于脊柱 CT 扫描技术的叙述,错误的是(　　　)

　　A. 颈椎椎体扫描采用 5 mm 层厚,5 mm 层距

　　B. 颈椎间盘扫描采用 2 mm 层厚,2 mm 层距

　　C. 胸椎扫描采用 5～8 mm 层厚,5～8 mm 层距

　　D. 腰椎间盘扫描采用 5 mm 层厚,5 mm 层距

　　E. 腰椎及骶尾椎椎体扫描采用 8 mm 层厚,8 mm 层距

答案:1. D　2. D　3. C　4. B　5. D　6. D　7. C　8. C　9. E

实训任务三　脊椎 CT 扫描

【知识目标】

1. 熟悉 CT 设备构造。

2. 掌握 CT 体层扫描基本原理和脊椎断层影像解剖。

3. 了解脊椎常见疾病 CT 影像学表现, 能准确辨认脊椎 CT 各组织断层影像。

【能力目标】

1. 掌握 CT 机的基本操作程序及操作注意事项。掌握脊椎 CT 平扫的体位、操作要点和基本操作技能。

2. 熟悉基本的 CT 图像重建及重组技术。

【素质目标】

1. 掌握系统、规范的操作标准, 爱护仪器、设备。

2. 培养严谨认真的工作作风和良好的工作习惯。

3. 培养良好的医德医风和团队协作精神。

4. 培养学生用实事求是的科学态度观察、分析和解决问题的能力; 用理论联系实践的方法学习后续课程。

【实训目的】

通过本次实训, 学生能掌握 CT 机基本操作规程、图像处理方法和注意事项, 能进行脊椎 CT 平扫和图像重建的基本操作。

【实训原理】

1. 原理　CT 是用 X 射线束(高度准直)对人体检查部位一定厚度的层面进行扫描, 由探测器接收、测定透过该层面的 X 射线量, 转变为可见光后, 由光电转换器转变为电信号, 再经模/数转换器转为数字信号, 输入计算机处理, 得到该层面各单位容积(体素)的 X 射线吸收值, 后经数/模转换器转换成 CT 图像; 再摄于图像胶片或以数字信号存储于其他介质并实现远程数字传输, 以备教学、科研、会诊等之用。

2. 平扫　平扫是指不用造影剂增强组织密度差别所进行的扫描。CT 脊椎平扫常规采用横断面扫描。

3. 增强扫描　脊椎一般不进行增强扫描。

【实训设备】

CT 机(或仿真 CT、CT 虚拟操作软件); 高压注射器; 激光相机; 激光胶片; PACS 系统; 观片灯。

【实训步骤】

（一）脊椎 CT 平扫设备的准备

1. 开机　打开总电源开关、稳压电源开关、CT 控制台电源开关,观察电压值。

2. 设备自检　注意自检过程异常提示,要求认真记录,以便调整。

3. 球管加温　目的主要是使一段时间不使用、冷却的球管逐渐升温,避免过冷和突然过热的情况出现,以起到保护球管的作用。该训练程序由于 CT 机生产厂商和 CT 机型号的差别有所不同。

4. 空气校准　认真记录异常提示,以便调整。

（二）被检者准备

1. 热情接待被检者;认真阅读 CT 检查申请单;核对被检者信息(如姓名、性别、年龄、病史、检查部位等);明确检查目的和要求。

2. 认真耐心做好解释工作,态度和蔼,做好医患沟通,以消除被检者的紧张心理,取得被检者最佳合作。

3. 做 CT 检查的被检者检查前应更衣,换 CT 室专用鞋,避免将灰尘带入 CT 室而影响机器的正常运行。陪伴被检者进入 CT 室的家属亦应换鞋。检查前,应对 CT 室内的被检者及其家属做好相应的防护准备,尽量减少辐射损害。

4. 去除检查部位的高密度类或金属(饰)物品,如发夹、耳环、项链、活动性义齿(假牙),以及带金属卡扣或拉链的内衣、腹带、腰带、衣物等,尽量减少射线硬化伪影的产生。

5. 对婴幼儿、外伤、意识不清及躁动不安的被检者,可根据情况给予镇静剂或麻醉药及必要的肢体固定,以减少运动伪影和确保扫描层面的准确性,保证获得的图像符合诊断要求。

（三）检查方法及扫描参数

1. 颈椎

(1)CT 平扫(横断面扫描)

1)输入被检者信息及检查部位和扫描程序,如被检者姓名、ID 编号、性别、年龄、部位等。

2)横断面扫描体位:仰卧位,头先进,正中矢状面与扫描床平面垂直并与床面长轴中线重合,颈部尽量伸直,使椎体与床面平行,双手自然放于身体两侧并做沉肩动作保持稳定。

3)扫描定位:(利用机器所带的定位标志线定位,不同机器标志线略有差别)水平定位线过被检者外耳门中点;矢状定位线与被检者正中矢状面重合;扫描起始线对准眉间。

4)依据检查要求选择扫描程序:①摄取颈椎侧位定位片(图 2-5-6)。②定扫描定位基准线:外耳门中点水平线。③预定扫描范围:枕骨大孔至第 1 胸椎。④扫描方式:横断面(轴位)连续平扫(单层扫描或连续螺旋扫描)。⑤扫描层厚:5~10 mm(MSCT 更薄)。⑥扫描层距:5~10 mm(MSCT 更薄)。⑦病灶较小时,可根据具体情况采用更薄层厚扫描或加扫或补扫。

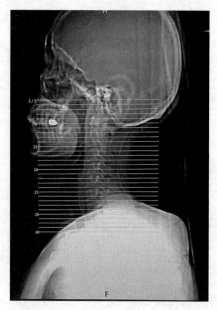

图 2-5-6　颈椎 CT 扫描定位像

5）扫描参数：主要包括层厚、层距、管电压、管电流、重建算法、显示野（FOV）。根据 CT 机型内预设定或重新修改参数。

（2）扫描结束：观察图像达到诊断要求后，从机架内退出被检者，辅助被检者起床，被检者安全离开检查室。

（3）图像后处理及存储

1）依顺序和要求摄取定位像、平扫图像及重建图像（图 2-5-7）。

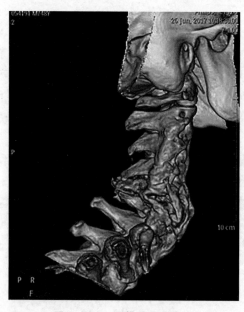

图 2-5-7　颈椎 CT 重建片

2）重建算法：使用标准算法或按临床要求使用其他重建算法。

3）平扫窗位：椎体骨窗，窗宽 1000～1500 Hu，窗位 350～400 Hu。

4）椎旁病变或软组织损伤需用软组织重建法重建图像，软组织窗，窗宽 300～350 Hu，窗位 45～55 Hu。

5）将扫描图像传输至 PACS 系统存储。

6）如需照片，将图像按诊断要求进行测量、标注后，按设备程序进行排版，调整好图片大小及位置，点击"照片"按键把编排好的图像传输至照片设备，完成图像摄片，打印出片。

（4）记录：将各种扫描技术参数记录在表 2-5-3。

表 2-5-3 实训记录表

扫描部位	扫描范围	扫描方式	扫描参数	扫描层/mm	骨窗/Hu	MPR/mm
				层厚：	窗宽：	层厚：
					窗位：	
				层距：	重建算法：	层距：

2. 胸椎

（1）CT 平扫（横断面扫描）

1）输入被检者信息及检查部位和扫描程序，如被检者姓名、ID 编号、性别、年龄、部位等。

2）横断面扫描体位：仰卧位，头先进，正中矢状面与扫描床平面垂直并与床面长轴中线重合，双手自然上举抱头保持稳定。

3）扫描定位：（利用机器所带的定位标志线定位，不同机器标志线略有差别）水平定位线过被检者腋中线；矢状定位线与被检者正中矢状面重合；扫描起始线对准肩锁关节上缘。

4）依据检查要求选择扫描程序：①摄取胸椎侧位定位片（图 2-5-8）。②定扫描定位基准线：肩锁关节上缘水平线。③预定扫描范围：第 1～12 胸椎。④扫描方式：横断面（轴位）连续平扫（单层扫描或连续螺旋扫描）。⑤扫描层厚：5～10 mm（MSCT 更薄）。⑥扫描层距：5～10 mm（MSCT 更薄）。⑦病灶较小时，可根据具体情况采用更薄层厚扫描或加扫或补扫。

5）扫描参数：主要包括层厚、层距、管电压、管电流、重建算法、显示野（FOV）。根据 CT 机型内预设定或重新修改参数。

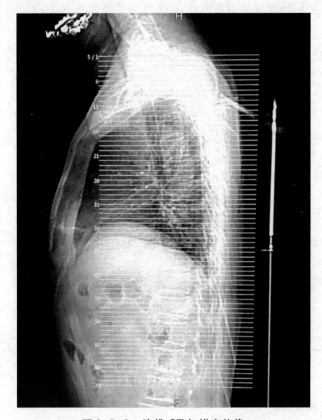

图 2-5-8　胸椎 CT 扫描定位像

（2）扫描结束：观察图像达到诊断要求后，从机架内退出被检者，辅助被检者起床，被检者安全离开检查室。

（3）图像后处理及存储

1）依顺序和要求摄取定位像、平扫图像及重建图像。

2）重建算法：使用标准算法或按临床要求使用其他重建算法。

3）平扫窗位：椎体骨窗，窗宽 1000 ~ 1500 Hu，窗位 350 ~ 400 Hu。

4）椎旁病变或软组织损伤需用软组织重建法重建图像，软组织窗，窗宽 300 ~ 350 Hu，窗位 45 ~ 55 Hu。

5）将扫描图像传输至 PACS 系统存储。

6）如需照片，将图像按诊断要求进行测量、标注后，按设备程序进行排版，调整好图片大小及位置，点击"照片"按键把编排好的图像传输至照片设备，完成图像摄片，打印出片。

（4）记录：将各种扫描技术参数记录在表 2-5-4。

表 2-5-4　实训记录表

扫描部位	扫描范围	扫描方式	扫描参数	扫描层/mm	骨窗/Hu	MPR/mm
				层厚：	窗宽：	层厚：
					窗位：	
				层距：	重建算法：	层距：

3. 腰椎

（1）CT 平扫（横断面扫描）

1）输入被检者信息及检查部位和扫描程序,如被检者姓名、ID 编号、性别、年龄、部位等。

2）横断面扫描体位:仰卧位,头先进,正中矢状面与扫描床平面垂直并与床面长轴中线重合,双手自然上举抱头保持稳定。

3）扫描定位:(利用机器所带的定位标志线定位,不同机器标志线略有差别)水平定位线过被检者腋中线;矢状定位线与被检者正中矢状面重合;扫描起始线对准剑突下。

4）依据检查要求选择扫描程序:①摄取腰椎侧位定位片(图 2-5-9)。②定扫描定位基准线:剑突下缘水平线。③预定扫描范围:第 1～5 腰椎。④扫描方式:横断面(轴位)连续平扫(单层扫描或连续螺旋扫描)。⑤扫描层厚:5～10 mm(MSCT 更薄)。⑥扫描层距:5～10 mm(MSCT 更薄)。⑦病灶较小时,可根据具体情况采用更薄层厚扫描或加扫或补扫。

5）扫描参数:主要包括层厚、层距、管电压、管电流、重建算法、显示野(FOV)。根据CT 机型内预设定或重新修改参数。

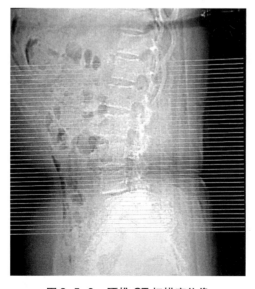

图 2-5-9　腰椎 CT 扫描定位像

（2）扫描结束：观察图像达到诊断要求后，从机架内退出被检者，辅助被检者起床，被检者安全离开检查室。

（3）图像后处理及存储

1）依顺序和要求摄取定位像、平扫图像及重建图像（图2-5-10）。

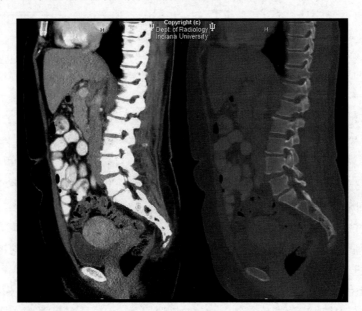

图2-5-10　腰椎矢状面CT重建图像（软组织窗及骨窗）

2）重建算法：使用标准算法或按临床要求使用其他重建算法。

3）平扫窗位：椎体骨窗，窗宽1000～1500 Hu，窗位350～400 Hu。

4）椎旁病变或软组织损伤需用软组织重建法重建图像，软组织窗，窗宽300～350 Hu，窗位45～55 Hu。

5）将扫描图像传输至PACS系统存储。

6）如需照片，将图像按诊断要求进行测量、标注后，按设备程序进行排版，调整好图片大小及位置，点击"照片"按键把编排好的图像传输至照片设备，完成图像摄片，打印出片。

（4）记录：将各种扫描技术参数记录在表2-5-5。

表2-5-5　实训记录表

扫描部位	扫描范围	扫描方式	扫描参数	扫描层/mm	骨窗/Hu	MPR/mm
				层厚：	窗宽：	层厚：
					窗位：	
				层距：	重建算法：	层距：

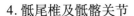

4.骶尾椎及骶髂关节

(1)CT平扫(横断面扫描)

1)输入被检者信息及检查部位和扫描程序,如被检者姓名、ID编号、性别、年龄、部位等。

2)横断面扫描体位:仰卧位,头先进,正中矢状面与扫描床平面垂直并与床面长轴中线重合,双手自然抱于胸前保持稳定。

3)扫描定位:(利用机器所带的定位标志线定位,不同机器标志线略有差别)水平定位线过被检者髂嵴;矢状定位线与被检者正中矢状面重合;扫描起始线对准脐下2 cm。

4)依据检查要求选择扫描程序:①摄取腰椎侧位定位片。②定扫描定位基准线,脐下2 cm水平线。③预定扫描范围,第5腰椎至尾椎末端,包括骶髂关节。④扫描方式,横断面(轴位)连续平扫(单层扫描或连续螺旋扫描)。⑤扫描层厚为5～10 mm(MSCT更薄)。⑥扫描层距为5～10 mm(MSCT更薄)。⑦病灶较小时,可根据具体情况采用更薄层厚扫描或加扫或补扫。

5)扫描参数:主要包括层厚、层距、管电压、管电流、重建算法、显示野(FOV)。根据CT机型内预设定或重新修改参数。

(2)扫描结束:观察图像达到诊断要求后,从机架内退出被检者,辅助被检者起床,被检者安全离开检查室。

(3)图像后处理及存储

1)依顺序和要求摄取定位像、平扫图像及重建图像。

2)重建算法:使用标准算法或按临床要求使用其他重建算法。

3)平扫窗位:椎体骨窗,窗宽1000～1500 Hu,窗位350～400 Hu。

4)椎旁病变或软组织损伤需用软组织重建法重建图像,软组织窗,窗宽300～350 Hu,窗位45～55 Hu。

5)将扫描图像传输至PACS系统存储。

6)如需照片,将图像按诊断要求进行测量、标注后,按设备程序进行排版,调整好图片大小及位置,点击"照片"按键把编排好的图像传输至照片设备,完成图像摄片,打印出片。

(4)记录:将各种扫描技术参数记录在表2-5-6。

表2-5-6 实训记录表

扫描部位	扫描范围	扫描方式	扫描参数	扫描层/mm	骨窗/Hu	MPR/mm
				层厚:	窗宽:	层厚:
					窗位:	
				层距:	重建算法:	层距:

【实训讨论】

1.颈椎和腰椎的 CT 扫描操作技术有何区别?

2.临床上哪些常见疾病需要做腰椎 CT 扫描?

【练习题】

单项选择题

1.下列不能用脊柱 CT 扫描检查出来的疾病是(　　　)

A.椎管狭窄　　　　　　　B.椎间盘病变　　　　　　C.椎骨良、恶性肿瘤

D.脊髓灰质炎　　　　　　E.椎骨骨折

2.下列说法正确的是(　　　)

A.有过敏体质者,或有离子型造影剂过敏史者,不宜进行 CT 检查

B.心、肺、肝、肾功能不全者不宜进行 CT 检查

C.如果有哮喘、荨麻疹等疾病,或者有药物过敏史,要提前告知医生

D.脊椎 CT 检查不能帮助医生看清楚脊髓压迫、椎间盘突出的情况

E.检查时,配合医生的指令,不乱动,以保证检查的准确性。如果有不适的情况,要及时告知医生

3.高位颈椎损伤最佳的扫描参数是(　　　)

A.层厚 10 mm,层距 10 mm,连续扫描

B.层厚 5 mm,层距 10 mm,间隔扫描

C.层厚 1～2 mm,连续扫描,骨算法

D.层厚 10 mm,层距 5 mm

E.层厚 1～2 mm,层距 5～10 mm

4.下列 CT 表现中,不支持多发性骨髓瘤诊断的一项是(　　　)

A.骨质疏松　　　　　　　B.椎体压缩骨折

C.骨内单发或多发穿凿样骨破坏

D.周围骨皮质完整或增厚　　E.伴有软组织肿物

5.CT 显示颈椎横突孔骨折,提示(　　　)

A.重要神经损伤　　　　　B.脊髓损伤　　　　　　　C.椎动脉损伤

D.椎静脉损伤　　　　　　E.无重要意义

6.下列预后可能比较严重的脊椎骨折是(　　　)

A.横突骨折　　　　　　　B.椎体压缩骨折,骨性椎管完整

C.骨折片进入椎管内　　　D.棘突骨折

E.单纯上关节突骨折

7.下列关于脊索瘤的叙述,错误的一项是(　　　)

A.脊索瘤起源于脊椎或椎旁残存的脊索细胞

B.好发部位是骶尾部,其次是颅底

C.脊索瘤软组织肿块呈分叶状,50%～90% 有钙化

D.几乎都有骨质破坏

E. 好发于颈、胸、腰椎

8. 髓内肿瘤中,最常见的一种组织学类型是(　　)

A. 神经母细胞瘤　　　　　B. 血管母细胞瘤　　　　　C. 神经上皮性囊肿

D. 胶质瘤　　　　　E. 错构瘤

答案:1. D　2. E　3. C　4. D　5. C　6. C　7. E　8. D

实训任务四　髋关节 CT 扫描

【知识目标】

1. 熟悉 CT 设备构造。

2. 掌握 CT 体层扫描基本原理和髋关节断层影像解剖。

3. 了解髋关节常见疾病 CT 影像学表现,能准确辨认髋关节 CT 各组织断层影像。

【能力目标】

1. 掌握 CT 机的基本操作程序及操作注意事项。掌握髋关节 CT 平扫的体位、操作要点和基本操作技能。

2. 熟悉基本的 CT 图像重建及重组技术。

【素质目标】

1. 掌握系统、规范的操作标准,爱护仪器、设备。

2. 培养严谨认真的工作作风和良好的工作习惯。

3. 培养良好的医德医风和团队协作精神。

4. 培养学生用实事求是的科学态度观察、分析和解决问题的能力;用理论联系实践的方法学习后续课程。

【实训目的】

通过本次实训,学生能掌握 CT 机基本操作规程、图像处理方法和注意事项,能进行髋关节 CT 平扫及增强扫描的基本操作。

【实训原理】

1. 原理　CT 是用 X 射线束(高度准直)对人体检查部位一定厚度的层面进行扫描,由探测器接收、测定透过该层面的 X 射线量,转变为可见光后,由光电转换器转变为电信号,再经模/数转换器转为数字信号,输入计算机处理,得到该层面各单位容积(体素)的 X 射线吸收值,后经数/模转换器转换成 CT 图像;再摄于图像胶片或以数字信号存储于其他介质并实现远程数字传输,以备教学、科研、会诊等之用。

2. 平扫　平扫是指不用造影剂增强组织密度差别所进行的扫描。CT 髋关节平扫常规采用横断面扫描。现临床多用螺旋 CT 进行容积扫描。

3. 增强扫描　增强扫描常指静脉注射含碘造影剂的扫描。髋关节 CT 增强扫描通常要与髋关节 CT 平扫相比较,常用于髋关节占位性病变的检查,扫描方法同平扫,增强延迟时间采用经验值。临床较少使用。

【实训设备】

CT 机(或仿真 CT、CT 虚拟操作软件);高压注射器;激光相机;激光胶片;PACS 系统;观片灯。

【实训步骤】

(一)髋关节 CT 平扫设备的准备

1. 开机　打开总电源开关、稳压电源开关、CT 控制台电源开关,观察电压值。

2. 设备自检　注意自检过程异常提示,要求认真记录,以便调整。

3. 球管加温　目的主要是使一段时间不使用、冷却的球管逐渐升温,避免过冷和突然过热的情况出现,以起到保护球管的作用。该训练程序由于 CT 机生产厂商和 CT 机型号的差别有所不同。

4. 空气校准　认真记录异常提示,以便调整。

(二)被检者准备

1. 热情接待被检者;认真阅读 CT 检查申请单;核对被检者信息(如姓名、性别、年龄、病史、检查部位等);明确检查目的和要求。

2. 认真耐心做好解释工作,态度和蔼,做好医患沟通,以消除被检者的紧张心理,取得被检者最佳合作。

3. 做 CT 检查的被检者检查前应更衣,换 CT 室专用鞋,避免将灰尘带入 CT 室而影响机器的正常运行。陪伴被检者进入 CT 室的家属亦应换鞋。检查前,应对 CT 室内的被检者及其家属做好相应的防护准备,尽量减少辐射损害。

4. 去除骨盆检查部位的高密度类或金属(饰)物品,如男性裤子拉链、女性收腹带等,必要时脱去以保证充分暴露,尽量减少射线硬化伪影的产生。

5. 对增强扫描者,按造影剂使用要求进行增强造影检查前的必要沟通并做好知情同意书签字记录后,再进行过敏试验并备好急救药品、物品;合理选择高压注射器械和穿刺针及注射部位,确定合适的注射总量及注射速率。过敏试验方法:依据所用造影剂类型,抽 1 mL 相应的造影剂,静脉注射,观察 15 min 有无过敏反应,阴性者方可做增强扫描。

6. 对婴幼儿、外伤、意识不清及躁动不安的被检者,可根据情况给予镇静剂或麻醉药及必要的肢体固定,以减少运动伪影和确保扫描层面的准确性,保证获得的图像符合诊断要求。

(三)检查方法及扫描参数

1. 髋关节 CT 平扫

(1)输入被检者信息及检查部位和扫描程序,如被检者姓名、ID 编号、性别、年龄、部位等。

(2)扫描体位:仰卧位,头先进,身体充分放松,伸展躺平,两侧手臂上举抱头,双足尖向上稍内旋并拢。

(3)扫描定位:(利用机器所带的定位标志线定位,不同机器标志线略有差别)扫描起始线对准髂前上棘,至耻骨联合下方。

(4)依据检查要求选择扫描程序:①摄取髋关节正位定位片。②定扫描定位基准线:髂前上棘连线。③预定扫描范围:从髂前上棘至耻骨联合下方。④扫描方式:横断面(轴位)连续平扫(单层扫描或连续螺旋扫描)。⑤扫描层厚:5~10 mm(MSCT更薄)。⑥扫描层距:5~10 mm(MSCT更薄)。⑦病灶较小时,可根据具体情况采用更薄层厚扫描或加扫或补扫。

(5)扫描参数:主要包括层厚、层距、管电压、管电流、重建算法、显示野(FOV)。根据CT机型内预设定或重新修改参数。

2.髋关节CT增强扫描

(1)检查前详细阅读CT检查申请单,或参考前期CT检查,明确检查目的。

(2)耐心做好说明、解释工作,确保被检者合作和配合。

(3)备好防止过敏反应发生的急救药品及相关抢救物品,并检查器材是否完好。

(4)连接好高压注射装置,预先设定注射造影剂各项参数(总量、注射速率、压力、时间)。

(5)常规造影剂碘含量为300 mg/mL,造影剂总量为1.5~3.0 mg/kg,注射速率为2.5~3.0 mL/s。

(6)设定增强扫描程序:依据造影剂通过靶器官、组织预计时间窗设定扫描时间和扫描不同时期的间隔时间及扫描方式(多采用螺旋扫描),扫描体位摆放与平扫相同。

(7)髋关节扫描时间:启动机器,预备在注射造影剂后延迟一段时间再进行扫描,动脉期延迟20~30 s,实质期延迟40~60 s。

(8)按照预先定位,开始对靶部位进行延迟扫描。

3.扫描结束　观察图像达到诊断要求后,从机架内退出被检者,辅助被检者起床,被检者安全离开检查室。

4.图像后处理及存储

(1)依顺序和要求摄取定位像(图2-5-11)、平扫或平扫+增强扫描图像及重建图像。

(2)重建算法:使用标准算法或按临床要求使用其他重建算法(图2-5-12)。

(3)平扫窗宽、窗位:骨窗窗宽1000~1500 Hu,窗位250~350 Hu(图2-5-13)。

(4)疑似邻近软组织病变需用软组织重建法重建图像,软组织窗窗宽200~400 Hu,窗位30~50 Hu。

(5)将扫描图像传输至PACS系统存储。

(6)如需照片,将图像按诊断要求进行测量、标注后,按设备程序进行排版,调整好图片大小及位置,点击"照片"按键把编排好的图像传输至照片设备,完成图像摄片,打印出片。

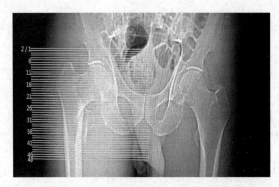

图 2-5-11　右侧髋关节 CT 扫描定位像

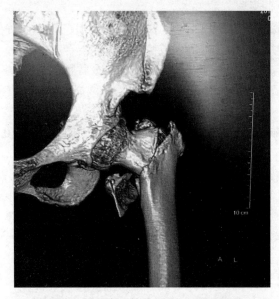

图 2-5-12　左侧转子间骨折 CT 重建片

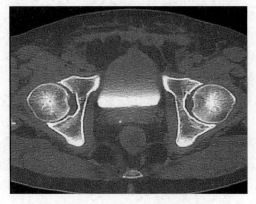

图 2-5-13　髋关节横断面 CT 片

5. 记录　将各种扫描技术参数记录在表 2-5-7。

表 2-5-7　实训记录表

扫描部位	扫描范围	扫描方式	扫描参数	扫描层/mm	骨窗/Hu	软组织窗/Hu
				层厚：	窗宽：	窗宽：
					窗位：	窗位：
				层距：	重建算法：	重建算法：

【实训讨论】

1. 髋关节 CT 扫描重建图像观察的方位有哪些？

2. 临床上哪些常见髋关节疾病需要做增强扫描？

【练习题】

(一) 简答题

1. 先天性髋关节脱位, 按其脱位程度分为哪几型？

2. 先天性髋关节发育不良的并发症有哪些？

(二) 单项选择题

1. 下列说法错误的是(　　)

　A. 扫描双手时, 俯卧位, 头先进

　B. 扫描踝关节时, 仰卧位, 足先进

　C. 扫描髋关节时, 仰卧位, 足先进

　D. 扫描膝关节时, 仰卧位, 足先进

　E. 扫描肩关节时, 仰卧位, 头先进

2. 下列说法错误的是(　　)

　A. 扫描长骨时不应包括相邻关节

　B. 扫描定位像时应包括关节及相邻长骨

　C. 股骨扫描范围自髋关节上缘至膝关节下缘

　D. 骨盆扫描范围自髂嵴至小转子平面

　E. 腕关节扫描范围自桡骨远端至掌骨体

3. 盆腔 CT 扫描适应证不包括(　　)

　A. 前列腺癌　　　　　　　　B. 输卵管狭窄　　　　　　　　C 子宫肌瘤

　D. 卵巢囊肿　　　　　　　　E. 膀胱癌

4. 关于盆腔 CT 扫描技术, 下列叙述错误的是(　　)

　A. 被检者取仰卧位, 头先进, 侧面定位线平人体正中冠状面

　B. 定位像为身体盆腔正位定位像

　C. 扫描范围从髂嵴至耻骨联合上缘

D. 盆腔扫描采用标准或软组织模式

E. 扫描膀胱和前列腺时采用 5 mm 层厚,5 mm 层距

5. 下列不是四肢骨关节 CT 扫描适应证的一项是(　　)

A. 骨折　　　　　　　　B. 骨肿瘤　　　　　　　　C. 脊髓损伤

D. 韧带损伤　　　　　　E. 半月板损伤

6. CT 对盆腔占位病变进行定性时,扫描技术不包括(　　)

A. 必须做增强扫描

B. 增强扫描常规用静脉内团注法再加滴注

C. 增强扫描常规用静脉内团注法

D. 造影剂总量为 60～80 mL

E. 延迟扫描时间为 30～35 s

7. 下列关于重建和重组的描述,错误的是(　　)

A. 重建是指利用原始数据得到横断面图像

B. 重组是指利用横断面图像得到单一平面和三维图像

C. CPR 是重组图像

D. VR 既可显示被观察物的表面形态,又可帮助确定病灶与周围重要结构间的位置关系

E. MIP 重组得到二维图像

答案:1. C　2. A　3. B　4. C　5. C　6. B　7. B

实训任务五　膝关节 CT 扫描

【知识目标】

1. 熟悉 CT 设备构造。

2. 掌握 CT 体层扫描基本原理和膝关节断层影像解剖。

3. 了解膝关节常见疾病 CT 影像学表现,能准确辨认膝关节 CT 各组织断层影像。

【能力目标】

1. 掌握 CT 机的基本操作程序及操作注意事项。掌握膝关节 CT 平扫的体位、操作要点和基本操作技能。

2. 熟悉基本的 CT 图像重建及重组技术。

【素质目标】

1. 掌握系统、规范的操作标准,爱护仪器、设备。

2. 培养严谨认真的工作作风和良好的工作习惯。

3. 培养良好的医德医风和团队协作精神。

4.培养学生用实事求是的科学态度观察、分析和解决问题的能力;用理论联系实践的方法学习后续课程。

【实训目的】

通过本次实训,学生熟悉膝关节 CT 扫描前准备工作及 CT 扫描常用体位、扫描基线、扫描方法、照片排版和打印,掌握膝关节 CT 扫描方法,能进行膝关节 CT 平扫的基本操作。

【实训原理】

1.原理 CT 是用 X 射线束(高度准直)对人体检查部位一定厚度的层面进行扫描,由探测器接收、测定透过该层面的 X 射线量,转变为可见光后,由光电转换器转变为电信号,再经模/数转换器转为数字信号,输入计算机处理,得到该层面各单位容积(体素)的 X 射线吸收值,后经数/模转换器转换成 CT 图像;再摄于图像胶片或以数字信号存储于其他介质并实现远程数字传输,以备教学、科研、会诊等之用。

2.平扫 平扫是指不用造影剂增强组织密度差别所进行的扫描。膝关节的 CT 检查常规采用横断面扫描。

【实训设备】

CT 机(或仿真 CT、CT 虚拟操作软件);激光打印机;激光胶片;PACS 系统;观片灯。

【实训步骤】

(一)膝关节 CT 扫描的设备准备

1.开机 打开总电源开关、稳压电源开关、CT 控制台电源开关,观察电压值。

2.设备自检 注意自检过程异常提示,要求认真记录,以便调整。

3.球管加温 目的主要是使一段时间不使用、冷却的球管逐渐升温,避免过冷和突然过热的情况出现,以起到保护球管的作用。该训练程序由于 CT 机生产厂商和 CT 机型号的差别有所不同。

4.空气校准 认真记录异常提示,以便调整。

(二)被检者准备

1.热情接待被检者;认真阅读 CT 检查申请单;核对被检者信息(如姓名、性别、年龄、病史、检查部位等);明确检查目的和要求。

2.认真耐心做好解释工作,态度和蔼,做好医患沟通,以消除被检者的紧张心理,取得被检者最佳合作。

3.做 CT 检查的被检者检查前应更衣,换 CT 室专用鞋,避免将灰尘带入 CT 室而影响机器的正常运行。陪伴被检者进入 CT 室的家属亦应换鞋。检查前,应对 CT 室内的被检者及其家属做好相应的防护准备,尽量减少辐射损害。

4.去除膝关节检查体表影响成像的物品,如膏药、高密度类或金属(饰)物品等,尽量减少射线硬化伪影的产生。

5.对婴幼儿、外伤、意识不清及躁动不安的被检者,可根据情况给予镇静剂或麻醉药及必要的肢体固定,以减少运动伪影和确保扫描层面的准确性,保证获得的图像符合诊断要求。

（三）检查方法及扫描参数

1. 膝关节 CT 平扫（横断面扫描）

（1）输入被检者信息及检查部位和扫描程序，如被检者姓名、ID 编号、性别、年龄、部位等。

（2）横断面扫描体位：被检者取仰卧位，足先进；两腿伸直并拢，膝关节下稍垫高，使关节稍弯曲呈 25°～30°，一般两侧同时扫描以便对照。因此扫描时应尽量使两侧肢体处于相同体位，并妥善固定以免移位（双膝同时扫描）。

（3）依据检查要求选择扫描程序：摄取膝关节正位定位片。

（4）预定扫描范围：自股骨下端至腓骨小头下方，将整个膝关节全部扫描完。①扫描方式：横断面（轴位）连续平扫（单层扫描或连续螺旋扫描）。②扫描层厚：3～5 mm（MSCT 更薄）。③扫描层距：5～10 mm（MSCT 更薄）。

（5）扫描参数：主要包括层厚、层距、管电压、管电流、重建算法、显示野（FOV）。根据 CT 机型内预设定或重新修改参数。

注意：四肢骨关节 CT 检查通常不需增强扫描。对疑为骨肿瘤、软组织肿瘤等病变时则需进行增强扫描，以了解病变血供情况、肿瘤向周围侵犯范围等。

2. 扫描结束　观察图像达到诊断要求后，从机架内退出被检者，辅助被检者起床，被检者安全离开检查室。

3. 图像后处理及存储

（1）依顺序和要求摄取定位像（图 2-5-14）、平扫图像及重建图像（图 2-5-15）。

（2）重建算法：软组织+骨（高分辨率）（图 2-5-16）。

（3）平扫窗宽、窗位：软组织窗，窗宽 80～100 Hu，窗位 35～45 Hu（图 2-5-17）。骨窗，窗宽 1500～1800 Hu，窗位 400～600 Hu。

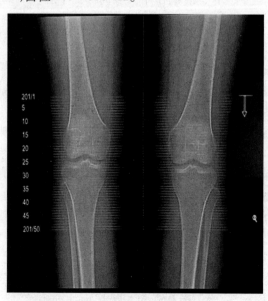

图 2-5-14　膝关节 CT 扫描定位像

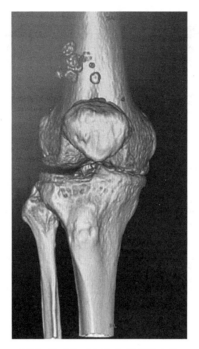

图 2-5-15 膝关节 CT 重建片

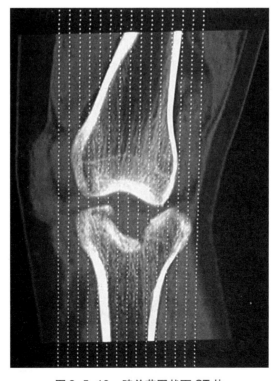

图 2-5-16 膝关节冠状面 CT 片

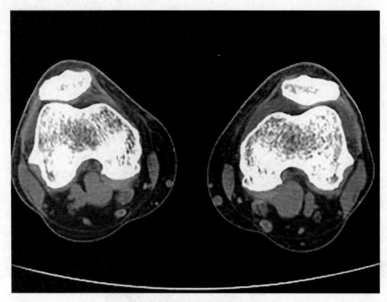

图 2-5-17　膝关节横断面 CT 片

（4）将扫描图像传输至 PACS 系统存储。

（5）如需照片，将图像按诊断要求进行测量、标注后，按设备程序进行排版，调整好图片大小及位置，点击"照片"按键把编排好的图像传输至照片设备，完成图像摄片，打印出片。

4. 记录　将各种扫描技术参数记录在表 2-5-8。

表 2-5-8　实训记录表

扫描部位	扫描范围	扫描方式	扫描参数	扫描层/mm	软组织窗/Hu	骨窗/Hu
				层厚：	窗宽：	窗宽：
				窗位：	窗位：	
				层距：	重建算法：	重建算法：

【实训讨论】

1. 膝关节 CT 扫描前，被检者和影像操作技师需要做哪些准备工作？

2. 膝关节 CT 扫描适用于哪些疾病？

【练习题】

（一）简答题

1. 简述膝关节前后位摄影要点？

2. 髋关节 CT 扫描重建图像观察的方位有哪些？

（二）单项选择题

1.关于膝关节 CT 扫描,下列说法错误的是（　　　）

　　A.被检者仰卧位于扫描床上,足先进

　　B.矢状定位线对两侧膝关节中点

　　C.冠状定位线平被检侧股骨内外上髁

　　D.冠状定位线平膝关节前后的中点

　　E.从被检侧膝关节上方扫至腓骨中段

2.膝关节 CT 检查的体位是（　　　）

　　A.俯卧位,头先进　　　　　　B.仰卧位,头先进　　　　　　C.仰卧位,足先进

　　D.俯卧位,足先进　　　　　　E.坐位,足先进

3.四肢骨关节与软组织 CT 扫描所用的窗口是（　　　）

　　A.骨窗　　　　　　　　　　　B.软组织窗　　　　　　　　　C.肺窗

　　D.骨窗和软组织窗　　　　　　E.肺窗和软组织窗

4.CT 数字成像过程中最重要的环节是（　　　）

　　A.图像重建　　　　　　　　　B.数据采集　　　　　　　　　C.数据处理

　　D.图像显示　　　　　　　　　E.图像存储

5.CT 室的温度应保持在（　　　）

　　A.15 ~ 25 ℃　　　　　　　　B.18 ~ 22 ℃　　　　　　　　C 18 ~ 28 ℃

　　D.16 ~ 24 ℃　　　　　　　　E.18 ~ 26 ℃

6.膝关节 CT 检查最常用的检查方法是（　　　）

　　A.平扫　　　　　　　　　　　B.增强扫描　　　　　　　　　C.灌注扫描

　　D.动态扫描　　　　　　　　　E.造影 CT 扫描

7.对于 4 层螺旋 CT,若选择床速 10 mm/周,扫描层厚 5 mm,则螺距为（　　　）

　　A.0.5　　　　　　　　　　　　B.1　　　　　　　　　　　　　C.2

　　D.4　　　　　　　　　　　　　E.8

8.关于骨关节软组织 CT 扫描,下列说法错误的是（　　　）

　　A.在 X 射线平片的指导下,确定扫描范围

　　B.肢体检查应双侧同时扫描

　　C.应用骨窗和软组织窗同时观察

　　D.有时可采用斜位扫描

　　E.为发现骨病变行增强扫描

9.以下不是骨关节创伤 CT 检查目的的是（　　　）

　　A.明确诊断　　　　　　　　　B.了解有无软组织血肿

　　C.X 射线平片无法检查和观察不清楚时,了解创伤情况

　　D.了解有无韧带损伤

　　E.为手术提供方案

答案:1.C　2.C　3.B　4.B　5.B　6.A　7.C　8.E　9.D

▶ 实训项目六

CT 图像后处理

实训任务　CT 图像后处理

【知识目标】

1. 熟悉 CT 设备构造。

2. 掌握 CT 重组技术理论知识,以及 CT 的多平面重组(MPR)、曲面重组(CPR)、多层面容积再现(MPVR)、表面遮盖显示(SSD)、容积再现(VR)、CT 仿真内镜(CTVE)各项重组技术的操作流程。

【能力目标】

1. 掌握 CT 机的基本操作程序及操作注意事项。

2. 掌握 CT 图像重组技术的理论知识和操作流程,并可根据不同的诊断需要,熟练选择合适的重建算法和重组技术。

【素质目标】

1. 掌握系统、规范的操作标准,爱护仪器、设备。

2. 加强对医学生的思想教育,培养医学生的医学道德修养和以人为本的职业素养,使其具备全心全意为被检者服务的意识和被检者利益高于一切的信念。

3. 培养医学生安全防护意识和独立思考、自主分析问题的能力。

【实训目的】

通过本次实训,学生能掌握 CT 机基本操作规程、图像处理方法和注意事项,熟悉 CT 图像的排版和打印,了解各种重建及重组技术。

【实训原理】

CT 图像是由一系列像素组成的数字化图像,经计算机采集数据(尤其是螺旋 CT 采

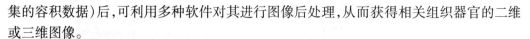

集的容积数据)后,可利用多种软件对其进行图像后处理,从而获得相关组织器官的二维或三维图像。

CT图像后处理技术包括图像重建技术和图像重组技术。①重建技术是指利用计算机特定的重建算法对获取的原始数据进行后处理,以得到相关组织器官横断面图像的一种技术。可通过改变图像的矩阵、视野或选择不同的重建算法来进行重建。②重组技术是指不涉及原始数据对图像进行处理的一种技术,简单来说,重组是对重建后的数据进行后处理的技术。较为常用的重组技术有多平面重组(MPR)、曲面重组(CPR)、多层面容积再现(MPVR)、表面遮盖显示(SSD)、容积再现(VR)、CT仿真内镜(CTVE)等。

【实训设备】

CT机(或仿真CT、CT虚拟操作软件);高压注射器;激光相机;激光胶片;PACS系统;观片灯。

【实训步骤】

(一)多平面重组

多平面重组(MPR)是利用原始横断面图像获得人体相应组织、器官任一层面的冠状面、矢状面、斜面图像的方法。实际上属于三维图像处理,但显示的是二维图像。要求连续扫描层面不少于6层,扫描层厚小于5 mm。

此方法简单、快捷,重建速度快,数据丢失量少,可与其他重建方法混合使用;并且可以较好地显示组织、器官内复杂的解剖关系。适用于全身各系统、组织、器官的形态学改变,尤其对判断颅底、颈部、肺门、纵隔、腹部、血管等解剖结构复杂部位的病变性质、侵及范围、毗邻关系,小的骨折碎片和动脉夹层破口,以及胆道、输尿管结石的定位诊断具有明显优势。常广泛作为横断面图像的重要补充。

但MPR所得图像平面单一,Z轴空间分辨率较低,需要容积数据扫描,且当层厚和螺距选择不当时,容易出现阶梯状伪影。

具体操作步骤:①在主机或工作站上选择薄层图像。②选择重组软件"Reformat",进入重组程序。该程序一般显示冠状位、矢状位、横轴位和斜位4个窗口,4幅图像是连动的。在冠矢轴任意图像上画一条直线,系统将沿该画线将原始图像的二维体积元层面重组得到斜面图像。一般以预显示病灶为中心,旋转不同角度,就可得到不同角度的图像。选择最佳显示角度的图像保存,可以单幅保存,也可利用批处理技术批量存储多幅图像(图2-6-1)。

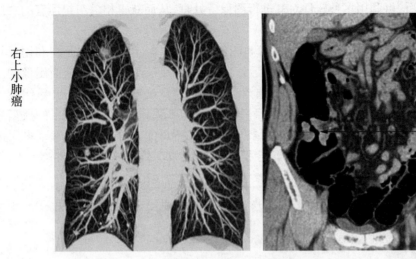

右上小肺癌

升结肠癌

图 2-6-1　肺(左)、结肠(右)MPR

（二）曲面重组

曲面重组(CPR)是 MPR 的一种特殊形式,是指在容积数据基础上,沿感兴趣器官画一条曲线,计算指定曲面的所有像素的 CT 值,并以二维图像形式显示出来的一种重组方法。对于不规则器官,CRP 可以在一张图上显示其全貌,适用于展示人体曲面结构的器官(如颌面骨、骶骨、走行迂曲的血管、支气管、胰腺等),可将扭曲重叠的血管、支气管等结构伸展拉直,显示在同一平面上,较好地显示其全貌,是 MPR 的延伸和发展。

但 CPR 不能观察周围结构;可低估管腔狭窄程度;会出现假象。另外,图像的客观性和准确性与操作者画线的精确性有密切的关系。

具体操作步骤:①在主机或工作站选择薄层扫描。②选择重组软件"Reformat",进入重建程序,在斜位图像的显示框内将"Oblice"选项改选为"Curve"选项,则进入 MPR 程序。③按住"Shift"键,在冠矢轴图像上任意连续选点,系统将沿选点路径将原始图像的二维体积元层面重组得到曲面图像。层面的角度和厚度可调节。选择最佳角度的图像保存即可(图 2-6-2、图 2-6-3)。

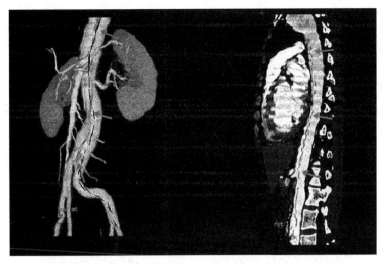

图2-6-2　主动脉CRP

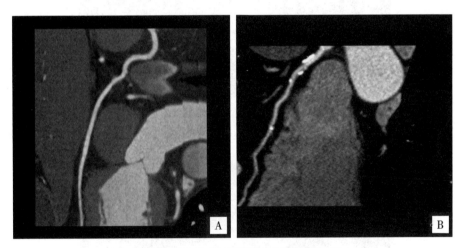

A.正常冠状动脉;B.左冠状动脉主干及前降支钙化。

图2-6-3　冠状动脉CPR

(三)多层面容积再现

多层面容积再现(MPVR)是将任意方位的一组层面或称为一个厚片的容积资料进行重建,由于图像上每一点包括多个体素,所以在显示该点CT值时,需要将该点所有体素的CT值进行特定的运算。

MPVR可分为最大密度投影、最小密度投影、平均密度投影。

1.最大密度投影　最大密度投影(MIP)是利用容积数据中在视线方向上密度最大的全部像素值成像的投影技术之一。按操作者观察物体的方向做一投影线,以该投影线经过的最大强度体素值作为结果图像的像素值,投影图像的重组结果,低密度的组织结构都被去除,其投影方向可任意选择。

其主要优势是可与 MPR 相结合,分辨率很高,组织结构失真少,常用于显示和周围组织对比具有相对较高密度的组织结构,如注射造影剂后的血管、输尿管、骨骼及肺小结节等。可以较真实地反映组织的密度差异,清晰确切地显示经造影剂强化的血管形态、走行、异常改变和血管壁的钙化及分布范围,对骨折、骨肿瘤、骨质疏松等造成的骨密度改变也较敏感。但缺点是相近密度组织结构在同方向有重叠现象。同时信息丢失过多,不适合精细结构观察(图2-6-4、图2-6-5)。

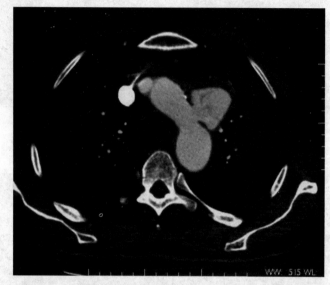

图2-6-4　假性动脉瘤CT平扫

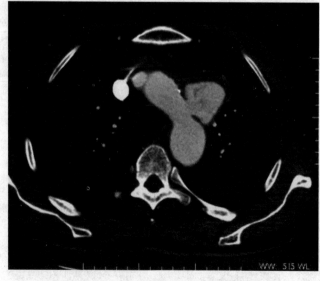

图2-6-5　MIP显示主动脉弓旁假性动脉瘤

2.最小密度投影 最小密度投影(MinIP)是利用容积数据中在视线方向上密度最小的元素成像的投影技术,即对每一线束所遇密度值低于所选阈值的像素投影重组的二维图像。可与 MPR 相结合,主要用于显示密度明显低的含气器官,如胃肠道、气管、支气管树结构与疾病的显示等。但信息丢失过多,不适合观察精细结构(图 2-6-6、图 2-6-7)。

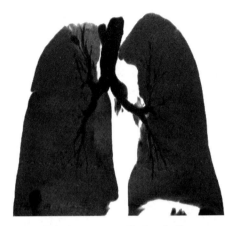

图 2-6-6 MinIP 显示气管

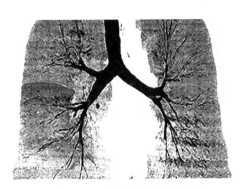

图 2-6-7 MinIP 显示支气管

3.平均密度投影 平均密度投影(AIP)是将每一投影线末所遇全部体素密度组平均后投影到线末垂直的平面上,其优点是不遗漏所有数据。主要用于重组常规图像,常规扫描所得图像也可以认为是 AIP 图像。但此法因组织密度分辨率低,临床上很少应用。

具体操作步骤:①在主机或工作站上选择薄层图像。②选择重组软件"Reformat",进入重组程序。该程序一般显示冠状位、矢状位、横轴位和斜位 4 个窗口,4 幅图像是连动的。此时斜位图像的层厚一般是最薄的,即 MPR 图像。若将层厚增加,则进入 MPVR 重组模式,此时在显示层厚的数值后面显示重组模式选项,包括 MIP、MinIP、Average 甚至 VR 等选项。选择不同的选项即可得到不同重组模式的图像。然后和 MPR 重组,在冠矢轴任意图像上画一条直线,将得到不同角度的斜位图像。最后进行保存即可。

（四）表面遮盖显示

表面遮盖显示（SSD）是通过设定被观察物体表面所有相关像素 CT 值的上限与下限阈值并舍弃阈值外结构，只对阈值内结构重组为三维图像的一种技术，阈值外结构做透明化处理。广泛用于各部位的血管成像及气道成像。通过对 CT 阈值的选择，可使肺或气管、支气管成像，而高于气管密度的纵隔大血管及胸壁其他组织不显影。

SSD 计算简单、速度快，可以显示器官的立体结构，并可通过旋转进行各方位观察；图像解剖关系清楚，有利于病变部位的定位及显示复杂的结构。

但 SSD 对 CT 阈值的变化非常敏感，不适当的阈值选择可能损失相关解剖结构；若层厚选择不当，可因部分容积效应和边缘效应而出现误差；还可因数据采集期间被检者的运动（屏气不佳、器官搏动等）而出现伪影。故现在应用较少。

具体操作步骤：①在主机或工作站上选择薄层图像。②选择重组软件"Surface Shaded Display"，进入重组程序。③根据提示选择 CT 值的阈值范围，即可得到 SSD 重组图像。④图像可单幅保存，亦可批量保存（图 2-6-8）。

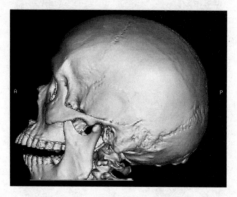

图 2-6-8　颅骨 SSD 重组 CT 片

（五）容积再现

容积再现（VR）是使假定的投射线从给定的角度上穿过扫描容积，对容积内的所有像素信息进行综合显示，采用最大、最小密度投影法进行运算，得到重组二维图像的方法。利用容积数据，根据每个体素的 CT 值及其表面特征，使成像容积内所有体素均被赋予不同颜色和不同的透明度，通过图像重组和模拟光源照射，从而显示出具有立体视觉效果的器官或组织结构的全貌，给予近似真实的三维结构的感受。

该方式在重组中丢失的数据信息很少，可更好地显示解剖结构的空间关系。可突出显示血管与周围组织的关系，可显示血管三维立体结构，对管腔内病变更加敏感。目前在心脏与冠状动脉成像中应用较多。

优点是能同时显示空间结构和密度信息，对肿瘤组织与血管空间关系显示良好。缺点是数据计算量大、耗时。

VR 应用较广，不仅可以显示被观察物的表面形态，而且可根据观察者的需要，显示被观察物内部任意层次的形态，帮助确定病灶与周围重要结构间的位置关系。

具体操作步骤：①在主机或工作站上选择薄层图像。②选择重组软件"Volume Rendering"，进入 VR 重组程序。该程序针对不同部位及图像特点有很多预设的模板，比如骨骼或血管重建，空腔器官或软组织重建等。根据需要选择相应程序。程序会显示矢状位、冠状位、横轴位和 VR 图像 4 个窗口，4 幅图像是连动的。通过选择显示的图像 CT 值上限和下限及透明度，即可得到不同显示内容及形式的图像。还可根据像素 CT 值不同赋予不同颜色。③VR 图像可以自由旋转，根据需要可以单幅保存或采用批处理软件进行批量保存（图 2-6-9）。

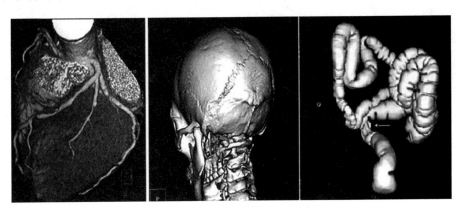

图 2-6-9　各部组织、器官 VR 片

（六）CT 仿真内镜

CT 仿真内镜（CTVE）是一种特殊的三维图像后处理技术，是将容积数据同计算机领域的虚拟现实结合，重组出空腔器官内表面立体图像的一门技术。由于该技术重建后的图像效果类似于纤维内镜所见，所以称为 CT 仿真内镜。通过调整 CT 值阈值及透明度，可以使不需要观察的组织透明度为 100%，消除伪影，需要观察的组织透明度为 0，保留其图像。对空腔脏器显示，CTVE 具有操作方便、无创、重复性强的优点，可用于显示空腔脏器、气道、血管内表面结构。

CTVE 得到的图像清晰，具有三维空间关系明确、多角度显示腔内状态、可以观察血管腔和鼻旁窦、无创伤、无痛苦等优点。但适用范围有限；容易受伪影影响，颜色不能真实反映组织表面颜色；不能进行组织活检。

具体操作步骤：①在主机或工作站上选择薄层图像。②选择 CTVE，进入仿真内镜后处理软件。③选择显示模式及阈值。④根据提示进行操作，保存电影模式或单幅保存（图 2-6-10）。

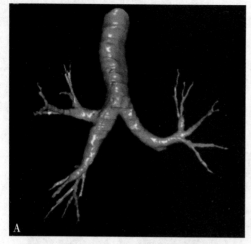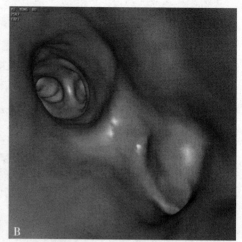

A. 气管仿真；B. CTVE 气管腔内所见。

图 2-6-10　气管病变 CTVE

【实训记录】

将各种扫描技术参数记录在表 2-6-1。

表 2-6-1　实训记录表

扫描部位	扫描范围	扫描方式	扫描参数	扫描层/mm	窗口/Hu
				层厚：	窗宽：
					窗位：
				层距：	重建算法：

【实训讨论】

1. SSD 和 VR 两种图像后处理技术有何区别？

2. 临床上各部位病变的 CT 图像应做何种后处理？

【练习题】

（一）名词解释

1. MPR　2. CPR　3. MPVR　4. SSD　5. VR　6. CTVE

（二）简答题

简述各种 CT 图像后处理技术的适用范围及优缺点。

（三）单项选择题

1. 适用全身各个系统组织、器官形态学改变的重组技术是（　　　）

A. MPR　　　　　　　　　　B. CPR　　　　　　　　　　C. SSD

D. VR　　　　　　　　　　　E. CTVE

2. 可将扭曲重叠的血管、支气管等结构伸展拉直进行显示的重组技术是(　　　)

A. MPR　　　　　　　　　　B. CPR　　　　　　　　　　C. SSD

D. VR　　　　　　　　　　　E. CTVE

3. 常用于显示和周围组织对比具有相对较高密度的组织结构的重组技术是(　　　)

A. MPR　　　　　　　　　　B. CPR　　　　　　　　　　C. MIP

D. VR　　　　　　　　　　　E. CTVE

4. 可显示血管三维立体结构,多用于心脏与冠状动脉成像的重组技术是(　　　)

A. MPR　　　　　　　　　　B. CPR　　　　　　　　　　C. SSD

D. VR　　　　　　　　　　　E. CTVE

5. 可用于显示空腔脏器、气道、血管内表面结构的重组技术是(　　　)

A. MPR　　　　　　　　　　B. CPR　　　　　　　　　　C. SSD

D. VR　　　　　　　　　　　E. CTVE

6. 下列不属于 MPR 特点的是(　　　)

A. 可获得组织、器官任一层面的冠状面、矢状面、斜面图像

B. 属于三维图像处理,但显示的是二维图像

C. 适用全身各个系统组织、器官的形态学改变

D. 常广泛作为横断面图像的重要补充

E. Z 轴空间分辨率较低,不易出现阶梯状伪影

7. 下列不属于 CPR 特点的是(　　　)

A. 计算指定曲面的所有像素的 CT 值,并以二维图像形式显示出来

B. 适用于展示人体曲面结构的器官

C. 可将扭曲重叠的血管、支气管等结构伸展拉直,显示在同一平面上

D. 亦可观察周围结构

E. 是 MPR 的延伸和发展

8. 下列不属于 MPVR 特点的是(　　　)

A. 可分为 MIP、MinIP、AIP

B. MIP 常用于显示和周围组织对比具有相对较高密度的组织结构

C. MIP 可清晰确切地显示经造影剂强化的血管和血管壁的钙化

D. MinIP 主要用于显示密度明显低的含气器官

E. AIP 主要用于重建常规图像,临床上较常用

9. 下列不属于 SSD 特点的是(　　　)

A. 对阈值内结构重组为三维图像的一种技术

B. 广泛用于各部位的血管成像及气道成像

C. 图像不利于病变部位的定位及显示复杂的结构

D. 阈值选择不当可损失相关解剖结构

E. 可由于被检者的运动(屏气不佳、器官搏动等)而出现伪影

10. 下列不属于 VR 特点的是(　　)

A. 不可显示被观察物内部层次的形态

B. 可突出显示血管与周围组织的关系

C. 对于肿瘤组织与血管空间关系显示良好

D. 对管腔内病变更加敏感

E. 在心脏与冠状动脉成像中应用较多

11. 下列不属于 CTVE 特点的是(　　)

A. 是将容积数据同计算机领域的虚拟现实结合,重组出空腔器官内表面立体图像的一门技术

B. 通过调整 CT 值阈值及透明度,消除伪影,保留需要观察的组织图像

C. 用于显示空腔脏器、气道、血管内表面结构

D. 易受伪影影响,颜色不能真实反映组织表面颜色

E. 操作方便、无创、重复性强,可进行组织活检

答案:1. A 2. B 3. C 4. D 5. E 6. E 7. D 8. E 9. C 10. A 11. E

第 三 部 分

综合技能实训考核

颅脑 CT 平扫

【目的】

1.熟悉　颅脑 CT 平扫的检查目的和方法。

2.掌握　CT 机颅脑常规扫描操作要领、图像处理方法和注意事项。

【影像申请单】

1.病历简介　男性,65 岁,右下肢活动障碍伴头晕 5 d。既往脑血栓病史 9 年。

2.申请检查部位　颅脑 CT 平扫。

【考核标准】

见表 3-1-1。

表 3-1-1　颅脑 CT 平扫考核标准

项目及总分	考核内容	分值	评分细则	得分
准备质量标准 (20分)	1.认真核对 CT 检查申请单,了解病情,明确检查目的和要求	6 分	未核对扣 6 分	
	2.接通电源,开机,自检,球管加温,空气校准	6 分	缺一项扣 1 分	
	3.被检者应更衣、换鞋,防止将灰尘带入 CT 室	4 分	未要求被检者扣 4 分	
	4.去除被检者头部高密度类或金属(饰)物品,如发卡、耳环、金属类活动性义齿(假牙)等	4 分	未做扣 4 分	

续表 3-1-1

项目及总分	考核内容	分值	评分细则	得分
操作质量标准（60）	1. 被检者取仰卧位,下颌内收,头部正中矢状面与扫描床平面垂直并与床面长轴中线重合,使两侧听眦线所在平面垂直于床面,两外耳孔与床面等距。如果听眦线不能垂直于床面,扫描机架可向后或向前倾斜一定角度,使机架扫描平面与听眦线平行 2. 利用机器所带的定位标志线定位,水平定位线过被检者外耳孔,矢状定位线与被检者正中矢状面重合,上定位线过头顶	10 分	根据情况酌情扣分	
	3. 输入被检者信息(姓名、ID 编号、性别、年龄、部位等)	5 分	未做扣 5 分	
	4. 摄取颅脑侧位(或正位)定位片,部分机型直接扫描可省去该步骤	10 分	未做扣 10 分	
	5. 确定扫描范围:听眦线平面连续向上至颅顶	5 分	未做扣 5 分	
	6. 扫描参数:根据 CT 机型设定	8 分	根据情况酌情扣分	
	7. 扫描方式:横断面连续平扫 8. 扫描层厚:5～10 mm 9. 扫描层距:5～10 mm	10 分	根据情况酌情扣分	
	10. 开始扫描前,观察被检者体位,嘱被检者肢体保持静止	8 分	未要求被检者扣 8 分	
	11. 开始扫描	2 分	未做扣 2 分	
	12. 扫描结束,退出被检者	2 分	未做扣 2 分	
图像后处理及存储质量标准（20 分）	1. 依次顺序摄取定位像、平扫图像	5 分	不符合要求扣 5 分	
	2. 重建算法:标准算法及骨重建 脑窗:窗宽 80～100 Hu,窗位 35～40 Hu 骨窗:窗宽 1000～1500 Hu,窗位 250～350 Hu	5 分	根据情况酌情扣分	
	3. 将扫描图像传输至 PACS 系统存储	5 分	根据情况酌情扣分	
	4. 如需照片,将图像调整好大小及位置;做好相应测量和标注;排版优美、合理;点击"照片"按键完成摄片并打印出片	2.5 分	根据情况酌情扣分	
	5. 填写各项扫描纪录表并签名	2.5 分	不符合要求扣 2.5 分	

综合实训项目二

胸部 CT 平扫

【目的】

1. 熟悉　胸部 CT 平扫的检查目的和方法。
2. 掌握　CT 机胸部常规扫描操作要领、图像处理方法和注意事项。

【影像申请单】

1. 病历简介　女性,61 岁,主诉咳嗽、气短 1 个多月。
2. 申请检查部位　CT 胸部平扫。

【考核标准】

见表 3-2-1。

表 3-2-1　胸部 CT 平扫考核标准

项目及总分	考核内容	分值	评分细则	得分
准备质量标准 （20 分）	1. 认真核对 CT 检查申请单,了解病情,明确检查目的和要求	6 分	未核对扣 6 分	
	2. 接通电源,开机,自检,球管加温,空气校准	6 分	缺一项扣 1 分	
	3. 被检者应更衣、换鞋,防止将灰尘带入 CT 室	4 分	未要求被检者扣 4 分	
	4. 去除被检者胸部高密度类或金属(饰)物品	4 分	未做扣 4 分	

续表 3-2-1

项目及总分	考核内容	分值	评分细则	得分
操作质量标准（60分）	1. 被检者仰卧于扫描床上，两臂自然弯曲并置于头部两侧，胸部正中矢状面与扫描床平面垂直，并与床面长轴的中线重合 2. 利用机器所带的定位标志线定位，水平定位线对准腋中线，矢状定位线与被检者正中矢状面重合，内定位线对准胸腔入口	10 分	根据情况酌情扣分	
	3. 输入被检者信息（姓名、性别、年龄、ID 编号、部位等）	5 分	未做扣5分	
	4. 训练被检者，嘱被检者上肢上举抱头，身体保持静止，深吸气后屏气，或平静吸气时屏气	10 分	根据情况酌情扣分	
	5. 摄取胸部正位定位片	5 分	未做扣5分	
	6. 确定扫描范围：肺尖到后肋膈角下界，横断面连续平扫	10 分	根据情况酌情扣分	
	7. 扫描层厚：5～10 mm（MSCT 更薄）			
	8. 扫描层距：5～10 mm（MSCT 更薄）			
	9. 扫描前观察被检者并给予相应提示	8 分	根据情况酌情扣分	
	10. 扫描参数：根据 CT 机型设定。提倡低剂量小辐射扫描	8 分	根据情况酌情扣分	
	11. 开始扫描	2 分	未做扣2分	
	12. 扫描结束，退出被检者	2 分	未做扣2分	
图像后处理及存储质量标准（20分）	1. 依次顺序摄取定位像、平扫图像	5 分	不符合要求扣5分	
	2. 确定重建算法 肺窗：窗宽 1000～1350 Hu，窗位 -600～-350 Hu 纵隔窗：窗宽 250～350 Hu，窗位 40～60 Hu	5 分	根据情况酌情扣分	
	3. 将扫描图像传输至 PACS 系统存储	5 分	根据情况酌情扣分	
	4. 如需照片，将图像调整好大小及位置；做好相应测量和标注，或按要求重建图像；排版优美、合理；点击"照片"按键完成摄片并打印出片	2.5 分	根据情况酌情扣分	
	5. 填写各项扫描纪录表并签名	2.5 分	不符合要求扣2.5分	

肝脏 CT 平扫+增强扫描

【目的】

1. 熟悉　肝脏螺旋 CT 增强扫描的检查方法。

2. 掌握　CT 机肝脏常规及增强扫描操作要领、图像处理方法和注意事项。

【影像申请表】

1. 病历简介　男性,63 岁,主诉反复低热、乏力、食欲缺乏、上腹部胀痛 8 个月。既往有乙型病毒性肝炎病史。

2. 申请检查部位　肝脏螺旋 CT 平扫+增强扫描。

【考核标准】

见表 3-3-1。

表 3-3-1　肝脏 CT 平扫+增强扫描考核标准

项目及总分	考核内容	分值	评分细则	得分
准备质量标准 （20分）	1. 认真核对 CT 检查申请单,了解病情,明确检查目的和要求	3分	未核对扣3分	
	2. 接通电源,开机,自检,球管加温,空气校准	4分	缺一项扣1分	
	3. 被检者应更衣、换鞋,防止将灰尘带入 CT 室	3分	未要求被检者扣3分	
	4. 去除被检者胸、腹部高密度类或金属(饰)物品	4分	未做扣4分	
	5. 核对被检者是否做好相应胃肠道检查准备(口服 800 mL 左右水或1%～2%混匀造影剂温水)	4分	根据情况酌情扣分	
	6. 按要求准备造影剂及高压注射设备	2分	未做扣2分	

续表 3-3-1

项目及总分	考核内容	分值	评分细则	得分
操作质量标准 （60 分）	1. 被检者仰卧于扫描床上，两臂上举抱头，腹部正中矢状面垂直于扫描床平面，并与床面长轴的中线重合	10 分	根据情况酌情扣分	
	2. 利用机器所带的定位标志线定位，腹部扫描时水平定位线对准腋中线，矢状定位线与被检者正中矢状面重合，内定位线对准剑胸关节			
	3. 训练被检者，嘱被检者两臂上举抱头，身体保持静止，深吸气后屏气，或平静吸气时屏气	5 分	未做扣 5 分	
	4. 输入被检者信息（姓名、性别、年龄、ID 编号、部位等）；签署造影剂增强扫描告知协议书；查看过敏试验结果，掌握禁忌证	10 分	根据情况酌情扣分	
	5. 摄取腹部正位定位片，确定扫描范围：从膈顶开始扫至肝脏右叶下缘	5 分	根据情况酌情扣分	
	6. 决定扫描序列数及设定各序列扫描时间，扫描方式为螺旋扫描	6 分	根据情况酌情扣分	
	7. 扫描层厚：5 ~ 10 mm			
	8. 扫描层距：5 ~ 10 mm			
	9. 扫描参数：根据 CT 机型设定	3 分	根据情况酌情扣分	
	10. 开始扫描前，观察被检者体位，嘱被检者肢体保持静止，深吸气后于呼气末屏气	5 分	未要求被检者扣 5 分	
	11. 开始平扫	2 分	未做扣 2 分	
	12. 设定好高压注射参数（团注造影剂 60 ~ 100 mL，注射速率为 2.5 ~ 4.0 mL/s），静脉注射造影剂，分别进行动脉期、门静脉期、平衡期扫描	12 分	根据情况酌情扣分	
	13. 扫描结束，退出被检者。门诊被检者，嘱其半小时后无造影剂反应时再离开检查室，并嘱其多饮水以加速体内造影剂排泄	2 分	未做扣 2 分	

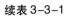

续表 3-3-1

项目及总分	考核内容	分值	评分细则	得分
图像后处理及存储质量标准（20分）	1. 依次顺序摄取定位像、平扫或平扫+增强扫描图像	5分	根据情况酌情扣分	
	2. 将连续扫描的 CT 容积数据载入三维重建程序肝脏:窗宽 180～250 Hu,窗位 30～60 Hu	5分	根据情况酌情扣分	
	3. 将扫描图像传输至 PACS 系统存储	5分	未做扣5分	
	4. 如需照片,将图像调整好大小及位置;做好各期相应的测量和标注及必要的重建;排版优美、合理;点击"照片"按键完成摄片并打印出片	2.5分	根据情况酌情扣分	
	5. 填写各项扫描纪录表并签名	2.5分	不符合要求扣2.5分	

腰椎 CT 平扫

【目的】

1.熟悉　腰椎及其椎间盘 CT 平扫的检查方法。

2.掌握　CT 机腰椎常规扫描操作要领、图像处理方法和注意事项。

【影像申请表】

1.病历简介　男性,42 岁,主诉右下肢麻木、酸胀 1 个多月,右小腿及右足外侧皮温低。

2.申请检查部位　腰椎间盘 CT 扫描。

【考核标准】

见表 3-4-1。

表 3-4-1　腰椎 CT 平扫考核标准

项目及总分	考核内容	分值	评分细则	得分
准备质量标准 （20 分）	1.认真核对 CT 检查申请单,了解病情,明确检查目的和要求	6 分	未核对扣 6 分	
	2.接通电源,开机,自检,球管加温,空气校准	6 分	缺一项扣 1 分	
	3.被检者应更衣、换鞋,防止将灰尘带入 CT 室	4 分	未要求被检者扣 4 分	
	4.去除被检者腰部高密度类或其他金属(饰)物品	4 分	未做扣 4 分	

续表 3-4-1

项目及总分	考核内容	分值	评分细则	得分
操作质量标准 （60分）	1. 被检者取仰卧位，两臂抱头或屈曲置于胸前，双下肢伸直，头或足先进与机器扫描程序相对应	20分	根据情况酌情扣分	
	2. 利用机器所带的定位标志线定位，水平定位线对准腋中线，矢状定位线与被检者正中矢状面重合，扫描层位定位线上部包括第 12 胸椎，下部达第 1 骶椎			
	3. 输入被检者信息（姓名、性别、年龄、ID 编号、部位等）	5分	未做扣 5 分	
	4. 摄取腰部正位或侧位定位片，多排 CT 直接正位即可	5分	未做扣 5 分	
	5. 确定扫描范围：第 12 胸椎椎体上缘至第 1 骶椎椎体上缘	5分	未做扣 5 分	
	6. 扫描方式：横断面连续平扫	10分	根据情况酌情扣分	
	7. 扫描层厚：3～5 mm（MSCT 更薄）			
	8. 扫描层距：3～5 mm（MSCT 更薄）			
	9. 扫描参数：根据 CT 机型设定	3分	根据情况酌情扣分	
	10. 开始扫描前，观察被检者体位，嘱被检者肢体保持静止	8分	未做扣 8 分	
	11. 开始平扫	2分	未做扣 1 分	
	12. 扫描结束，退出被检者	2分	未做扣 2 分	
图像后处理及存储质量标准 （20分）	1. 依次顺序摄取定位像、平扫图像	5分	不符合要求全扣	
	2. 确定重建算法 软组织窗：窗宽 200～350 Hu，窗位 30～50 Hu 骨窗：窗宽 1500～2000 Hu，窗位 400～600 Hu	5分	根据情况酌情扣分	
	3. 将扫描图像传输至 PACS 系统存储	2分	不符合要求扣 2 分	
	4. 如需照片，将图像调整好大小及位置；做好相应测量和标注及重建图像；排版优美、合理；点击"照片"按键完成摄片并打印出片	5分	不符合要求扣 5 分	
	5. 填写各项扫描纪录表并签名	3分	未做扣 3 分	

CT 综合实训考核总评分标准

评价项目	项目分值	评价步骤与评价标准	参考分值
素质要求	6分	1.接待被检者热情、诚恳、大方,关爱被检者,责任心强,能进行良好的医患沟通	3分
		2.站姿优雅端正,衣着整洁、纽扣齐全,语言表达流畅,声音清晰、洪亮	3分
被检者准备	8分	1.被检者衣着与异物处理得当,去除金属(饰)物品	2分
		2.训练被检者屏气,检查部位固定得当	2分
		3.腹部清洁,询问碘过敏史及病史	2分
		4.腹部准备得当(包括时间及充盈的药液)	2分
机器准备	7分	1.环境温、湿度合适	1分
		2.接通配电柜总电源;接通外围设备电源;接通CT主机电源	2分
		3.开机后进行球管加温和空气校准	2分
		4.CT磁盘空间应充足,信息栏无报错,桌面选择区和状态区正常	2分
技师准备	6分	1.阅读并核对CT检查申请单,通过申请单及询问病史明确检查部位	2分
		2.向被检者说明检查过程,采取适当防护措施	2分
		3.准备必要的急救设备和药品	2分

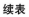

续表

评价项目	项目分值	评价步骤与评价标准	参考分值
CT检查步骤	50分	1. 输入被检者一般信息与扫描相关信息(或通过医院信息系统由工作列表完成)	4分
		2. 扫描方向和被检者体位选择正确(仰卧还是俯卧,头先进还是足先进)	4分
		3. 固定检查部位,调整检查床至合适位置,开启定位灯,体表定位准确,将被检者送入扫描孔内	15分
		4. 扫描前定位:扫定位像,在定位像上制订扫描计划(确定扫描范围、层厚、层距、显视野、重建算法等)	20分
		5. 扫描:选择扫描程序,根据被检者情况设计扫描条件,必要时嘱咐被检者屏气,按下曝光按钮	2分
		6. 观察原始图像,决定是否需要加扫、重扫(改变体位)	3分
		7. 扫描结束,退出被检者	2分
影像处理过程	13分	1. 按要求进行图像显示处理(窗宽和窗位、CT值测量、大小角度的测量等)	5分
		2. 基本后处理技术的应用(包括SSD、MIP、MPR、VR、CTVE等)	8分
激光打印操作	6分	1. 激光打印操作合理(排版、删减图像合适)	4分
		2. 激光照片整理	2分
关机	4分	1. 退出技术工作站软件;退出医生工作站软件	2分
		2. 关闭报告打印机;关闭胶片打印机	2分
总分	100分	上述步骤全部正确	100分

参考文献

［1］高剑波.中华医学影像技术·CT 成像技术卷［M］.北京:人民卫生出版社,2017.

［2］石明国,王鸣鹏,余建明.放射师临床工作指南［M］.北京:人民卫生出版社,2013.

［3］张卫萍,樊先茂.CT 检查技术［M］.北京:人民卫生出版社,2020.